跟著醫學博士這樣吃
記憶力變好了！

全球頂尖團隊研究，30歲開始改變飲食，就能降低失智風險

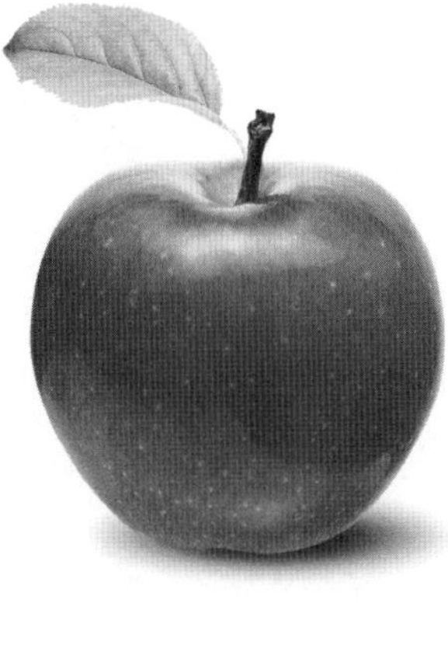

安田和人 著　游韻馨 譯

認知症治った！助かった！この方法

前言

失智症無法根治，但絕對可以改善

現代社會醫學發達，姑且不論因為患者人數較少，藥商負擔不起研發費用的罕見疾病藥物，**近年來逐漸為人所重視的「失智症」不僅沒有特效藥，在臨床上，許多失智症患者沒有受到妥善照顧**，這樣的現象令我非常憂心。

高價藥品和看護人力，不是人人都可負擔

根據日本健康保險的規定，醫生無法開立藥物預防失智症。儘管目前已有科學實證，證實失智症在發病前的十到二十年這段期間內，大腦神經細胞已開始出現病變，政府卻沒有採取任何對策，即使藥廠開發出有效的預防藥物，仍不適用健康保險制度，我一直希望能盡一己之力，改善這種不合理的現狀。

當家中長輩罹患失智症，無法單獨在家，必須送進安養院，此時適用的保險制度並非健康保險，而是老人看護保險。住在安養院的期間，除了抗癌藥物等例外，所有藥物費用都由安養院負擔。因此，如家中長輩服用多種新開發且價格昂貴的非專利藥，日後在申請入住老人安養院時，很可能遭到拒絕或延後等待順位。

雖然通過機會不大，但過去醫界一直在推動，希望健康保險制度能將高價藥物納入給付，使主治醫生得以開立處方。

除了定期服藥，還可以從日常飲食改善症狀

我個人建議可合併服用抗氧化物質與植化素成分，即可有效預防神經細胞內累積多餘物質，促進大腦神經細胞健康運作。

即使是已發病的患者，也能利用這項治療方法阻止病變繼續惡化。本書介紹的營養素全都是**日常飲食**內含的成分，完全沒有危險的副作用。

目前已定期服用處方藥物愛憶欣（Aricept）的患者，搭配本書內容也不會產生任

何負面影響，因此無須停用或變更藥物。

此外，醫生開立的失智症藥物，其藥效來自於增加現存神經細胞內的神經傳導物質，**本書建議的療法，則是阻止神經細胞繼續產生病變，對於病情較嚴重的患者也很有效。**

無論是家中長輩罹患失智症，或為了自己未來的健康著想，請各位務必嘗試本書介紹的營養成分，絕對有助於改善症狀、提振精神。此外，亦可降低潛在性維他命缺乏之症的發生機率。

在此誠摯感謝喜働股份有限公司董事長關房子女士，以及協助本書出版的各界先進，謝謝各位。

二〇一三年五月一日　**安田和人**

目錄 Contents

前言 失智症無法根治，但絕對可以改善……4

第1章 社會高齡化，失智症患者激增

● 失智症患者，正在急速增加中……14
● 「失智」是一種疾病，並非單純的老化……17
● 失智症類型多，很難第一次就確診……21
● 失智症治療，是未來醫界的首要課題……27

第2章

認識五大失智類型，把握早期治療關鍵期

● 常健忘，是老了還是失智？……30
● 除了老化，這些病因也會引發失智症……33
● 失智？憂鬱？如何辨別……37
● 失智症的前兆，留意五大訊號……41
● 從健忘到無法自理，緩慢加劇……44
● 六十五歲以下，也可能罹患失智症……46
● 失智症的檢查與診斷三步驟……49
● 失智症的三大治療處方：藥物、復健、陪伴……54
● 阿茲海默型：大腦萎縮、症狀緩慢加劇……56
● 血管型失智症：病因清楚，容易對症下藥……62
● 路易氏體失智症：惡化快速，容易誤診……65

● 三種最常見的早期失智症……67
額顳葉型失智症：不影響記憶，情緒容易失控……67
進行性核上麻痺症：出現記憶、語言和肢體障礙……68
皮質基底核退化症：初期類似帕金森氏症……68
● 混合型失智症：症狀交互影響，難以診斷……70

第3章

失智症藥物與不可輕忽的副作用

● 藥物至少可讓失智症不惡化……76
具備藥物知識並謹慎選擇，才是自保之道……76
針對失智症的藥物，讓病情穩定、不惡化……77
針對周邊症狀的藥物，若痊癒即可停藥……81
● 失智症藥物，有哪些副作用？……85

第4章

吃對當令鮮食，大幅降低失智風險

●多吃當季鮮食食物，可延緩失智……88
抗氧多酚和DHA能保護大腦，多吃蔬果和青背魚……88
吃對食物，就能減緩失智症的進展……90
讓食物的營養成份充分發揮效用……91
●紅蘿蔔……93／●南瓜……95／●番茄……97
●菠菜……99／●洋蔥……101／●綠花椰菜……103
●沙丁魚……105／●竹筴魚……108／●鮪魚……110
●鮭魚……113／●蝦子……114／●黃豆……116
●蛋……118／●杏仁……120／●核桃……121
●草莓……122／●蘋果……124／●綠茶……126
●咖啡……128／●荏胡麻油……129
●咖哩、黑巧克力……130

第5章

全球頂尖團隊證實！改善、預防失智的營養素

● 食物中的七大營養素，要均衡攝取……132
● 地中海飲食法，失智風險降低40%……134
● β-胡蘿蔔素……137／● 維他命E……142
● 維他命C……147／● 維他命B_2……152
● 維他命B_6……155／● 維他命B_{12}……157
● 葉酸……160／● 蝦青素……162／● 銀杏葉精華……167
● 阿魏酸……170／● DHA……173／● 磷脂絲胺酸……179
● GABA……182／● 管花肉蓯蓉精華……185

第6章

活腦飲食和營養素，遠離老化健忘、改善失智

Case 1 原本口齒不清的叔叔，又能讀報、騎腳踏車……190
Case 2 媽媽記起女兒的名字，需照護度也下降了……192
Case 3 因失智出現難以照護的問題行為，全都改善！……194
Case 4 重拾興趣並願意和人互動，母親重新找回自己……196
Case 5 行動力和生活自理能力改善，再也不需要輪椅……199
Case 6 認知功能和活動力恢復，精神狀況一如以往……201
Case 7 遺忘錢包、忘記拔鑰匙……健忘狀況消失了……203
Case 8 不再苦於健忘，同時恢復活動力……205
Case 9 腦袋靈活且充滿幹勁，個性也變得積極……207
Case 10 不怕未來罹患失智症，反應、思緒變靈敏……209
Case 11 記憶力以及回想能力都改善了……210

第 1 章

社會高齡化，
失智症患者激增

失智症患者，正在急速增加中

「奶奶最近愈來愈健忘」、「早就做慣的工作，最近卻做得愈來愈慢」……你是否也有這樣的煩惱？二〇〇四年首次出現「失智症」這個名詞，在正式病名出現之前，大家都是用「痴呆」、「變笨」的詞彙來形容，不過，這樣的說法充滿歧視，於是厚生勞動省（負責衛生醫療、社會保障）召開用語檢討會，明定公家機關與醫療體系，禁止使用「痴呆」一詞，改用「失智症」。從此之後，「失智症」便成為老年痴呆症的正式名稱。

▼六十五歲以上，每十人就有一人失智

根據厚生勞動省的調查，二〇一〇年日本六十五歲以上高齡族群，就有百分之八到十罹患失智症，換句話說，目前日本大約有兩百萬名失智症患者。

年齡愈大，愈有可能罹患失智症

■預估未來罹患失智症的高齡患者人數和盛行率

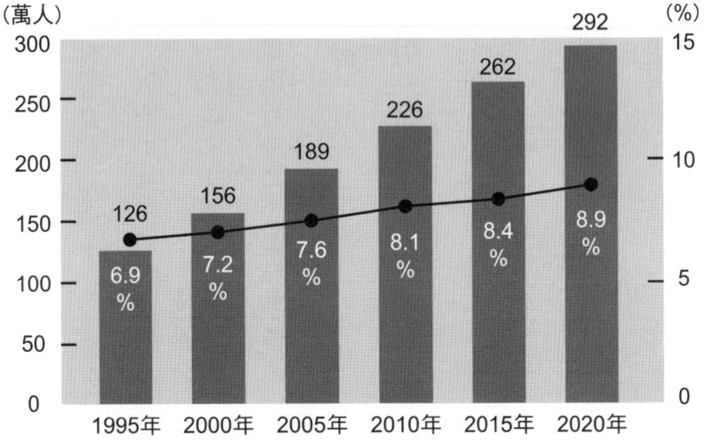

「%」係指65歲以上人口的高齡失智症患者出現率，**結果顯示年齡愈高，失智症的比例也愈高**。

※資料來源：厚生勞動省官網

■中期失智症高齡患者，增加率驚人

未來預估（年）	2010年	2015年	2020年	2025年
中期以上的失智症高齡患者（65歲以上人口之比例）	9.5%	10.2%	11.3%	12.8%

「中期」係指在出現影響日常生活的症狀、行動或難以表達意思的情形下，只要有人照顧就能自立的狀態。**2025年中期以上的失智症高齡患者，占65歲以上人口的12.8%。**

※資料來源：厚生勞動省官網

失智症最大的危險因子就是高齡，六十五到六十九歲的盛行率為百分之一點五，往後每五年倍增，到八十五歲達百分之二十七；預計二〇二〇年，六十五歲以上的失智症患者將增加至三百萬人。

（編註：依衛生福利部統計，二〇一一年臺灣六十五歲以上的失智盛行率為百分之八點零九，約為二十萬人。六十五～六十九歲的失智盛行率為百分之三點零四，八十～八十四歲為百分之十三點零三。）

「失智」是一種疾病，並非單純的老化

失智症初期症狀包括「**注意力散漫**」、「**嚴重健忘**」等，這些症狀很容易被認為是**年紀大的自然老化現象**。事實上，這些症狀的背後隱藏著重要因素，無法以「單純的老化現象」總結。

▼除了高齡，很多疾病也會引發失智

如今失智症已成為眾所周知的疾病，雖然大家都聽過這個病名，對失智症的了解卻未必正確。失智症比大家想像的還要複雜，而且很容易被誤解。

失智症，是指「**出生後正常發展的各種認知功能退化，明顯影響日常生活和社交生活**」，也就是大腦的神經細胞遭到破壞，無法復原，在意識清醒的狀態下，判斷力和記憶力產生障礙，使得認知功能永遠失去作用。之所以加上「出生後正常發展」這句話，是因為失智症是後天引起的，與智力障礙（心智遲緩）的意義不同。

很多疾病都會引發失智症，表現出來的症狀也各有不同。在一九八〇年代之前，日本的失智症大多都是血管型失智症，但最近的流行病學研究則指出，阿茲海默型失智症已成為比例最高的類型。除此之外，失智症主要還包括路易氏體失智症、額顳葉型失智症。根據產生障礙的部位，出現的症狀和失智症的種類皆不同。

失智症繼續惡化，會破壞腦細胞，使人喪失記憶力、認知能力，出現注意力渙散、有氣無力等症狀，偶爾還會感覺易怒。

過去自己就能做的事情，漸漸無法獨力完成，生活起居必須有人照料。對於家屬而言，隨著患者症狀加劇，也會逐漸無法應付，照護的負擔將日趨沉重。此外，**患者會慢慢無法回答家人的問題，但不代表他失去情感與自尊**。有些患者確實會記不住許多事情，但事實上他們還是有情緒反應。

當一個人逐漸忘記過去的自己，記憶力、認知能力也日益衰退，心中會產生極大的恐懼。不知道自己未來會變成怎樣，無法理解身邊發生了什麼事，以前做得到的事情，現在都做不到了，為此感到焦躁不安。他們很清楚自己造成身邊親友多大的麻煩，明白他們如何看待自己。

罹患失智症後，打擊最深的莫過於患者本人。如果你的家人罹患失智症，在煩惱該如何照顧、抱怨辛苦之前，務必先站在患者的角度著想。

▼失智症並非絕症，把握黃金治療期

過去醫界尚未釐清失智症的發病原因，一般大眾對於失智症也不甚了解，因此產生各種誤解，才會以「變笨」或「痴呆」來形容。

失智症不只是心理疾病，也是生理疾病。並非年紀大了就會罹患失智症，正因為是生理疾病，更需要治療。由於過去沒有宣導失智症的正確知識，當家人罹患失智症，一般人便認為「失智症沒藥醫，只要年紀大了就會出現這樣的症狀」，錯失最佳的治療時機。

「罹患失智症，人生就沒救了」、「無法阻止失智症加劇」、「未來一定要請看護才行」……無論患者本身或身邊家屬，都有類似這樣放棄治療的想法。

失智症是一種生理疾病，與其他疾病一樣，早期發現是治療的關鍵。為了避免往後必須由他人照顧才能生活，每個人都應該對失智症有更深入的認識。

自從改用「失智症」這個正式名稱之後，愈來愈多人認識失智症，醫界也積極研究，不只為失智症患者帶來一線曙光，也為家屬帶來一絲希望。雖然遭到破壞的腦細胞無法復原，**但絕對可以避免症狀加劇，或延緩失智速度**。

根據臨床經驗，有些失智症只要接受治療，症狀就能痊癒，讓患者恢復正常生活，目前世界各國都在積極研發失智症藥物和治療方法。

話說回來，儘管失智症可以改善，一旦延誤治療，大腦功能衰退到一定程度，便無法獲得治療效果。各位千萬不要將失智症狀當成「單純的老化現象」，儘早就醫治療，才能戰勝失智症。

失智症類型多，很難第一次就確診

在少子高齡化的趨勢下，失智症患者急遽增加。根據預估，到了二〇二〇年，六十五歲以上的失智症患者將超過三百萬人。（編註：台灣約為三十萬人）

▼早期發現並治療，不能只靠斷層掃描

高齡人口變多，是失智症患者持續增加的最大主因。隨著失智症研究日益發達，只要經過正確診斷並施予適當治療，就能阻止失智症加劇，逐步減少患者人數。可是綜觀現況，**嚴重到必須住進安養中心的重度失智症患者卻持續增加**，究竟什麼原因導致這樣的結果？原因在於，**失智症的成因相當多，症狀也錯綜複雜，很難精準判斷。**

從成因來區分失智症，共可分成阿茲海默型失智症、血管型失智症、路易氏體失智症等幾大類。基本上，只要能確診失智症類型、對症下藥，好好治療即可看見成

效。遺憾的是，現實世界並非如此簡單。有些失智症患者本身罹患了好幾種失智症，合併發作為「混合型失智症」。

混合型失智症中，最常見的是阿茲海默型失智症合併血管型失智症，更增加了診斷失智症的困難度。此外，也可能發生第一次診療時沒有正確診斷失智症類型，誤判之後，隨著症狀愈來愈明顯，才發現是原來是另一種失智症。

磁振造影（MRI）、電腦斷層掃描（X-CT）、正子斷層掃描（PET）、單光子電腦斷層掃描（SPECT）等影像檢查，是診斷失智症最常用的方法，但光靠這幾項檢查，無法診斷出所有失智症。從影像可以看出腦內是否有出血、梗塞巢的痕跡，以及整個大腦的萎縮狀況、腦神經活動狀態等，**卻無法用來判斷患者罹患的是哪一種失智症**。換句話說，光靠掃描影像，無法早期發現。

當醫生做出錯誤判斷，就會施予錯誤的治療方法，在這樣的情形下，持續相同治療也不會有任何改善。更糟的是，症狀會在這段期間繼續加重，稍有不慎就會一發不可收拾，造成無法挽回的悲劇。

▼愈早發現，確診可能性愈高

為了避免醫生誤判親屬的失智症類型，**家屬本身一定要具備更豐富與正確的失智症知識**。家屬的漠不關心與醫師的漠不關心一樣，會錯失寶貴的黃金治療時間。

當家人出現疑似失智症的症狀或行為時，請務必帶他去醫院檢查，掛失智症門診、健忘症門診或老年門診，進行必要的檢查（編註：在臺灣可掛神經內科或精神科）；另外，高齡族群的憂鬱狀態也可能是失智症的表徵，很難精確診斷。當長輩出現疑似憂鬱症狀，請優先帶他到失智症專科就醫，確認未罹患失智症，再帶他前往身心科就診。

阿茲海默型失智症是最常見的類型，最常用在該類型的治療用藥為「愛憶欣」，能有效延緩記憶障礙、定向感障礙等核心症狀，受到醫界廣泛運用。如今有更多新藥陸續問世，投入臨床醫療，包括利憶靈（Reminyl®）、憶思能穿皮貼片（Exelon® Patch）、Rivastach® Patch、美憶（Memary）等，不過，這些藥物的副作用也逐漸浮現。過度服用可能促進大腦興奮，或出現腹瀉、嘔吐等副作用，該如何開立處方降低患者痛苦，全憑醫生的醫術。

二〇〇八年，日本政府為了避免失智症患者與日俱增，推動「提升失智症醫療與生活品質緊急措施」，積極掌握失智症患者現況、投入研究開發、實施醫療對策、普及適當照護、協助患者本身與家人需求、強化早發性失智症改善方案。政府不只帶頭呼籲民眾了解失智症，更加強失智症醫療相關研習課程，致力於專業醫生之養成。

不只日本積極推動失智症相關措施，世界各國也展開預防失智症的各項專案；**培養專業醫生以及研發安心安全新藥的需求迫在眉睫**，亟需各界共襄盛舉。

面對失智症，需要醫界和親屬的全力支持

■目前的現況與課題	
掌握現況	●失智症患者人數不清，失智症相關醫療與照護服務的使用狀況不明。
研究開發	●研究課題的範圍太廣，模糊焦點。
醫療對策	●提供專業醫療的醫生和醫療機關明顯不足。 ●未對BPSD（周邊症狀）實施適當的治療方式。 ●重症病患的治療方式不夠周延。
普及適當照護並支援患者本身與家人需求	●各設施與醫療分處對於失智症照護的品質不一。 ●包括與醫療院所的合作狀況在內，地區照護不夠周全。 ●各社區應協助解決失智症患者與家人需求。 ●失智症患者與家人的諮詢系統不夠完備。
早發性失智症改善方案	●國民對於早發性失智症的理解不足。 ●醫療、社會福利、就業等配套措施不足。
■中央與地方政府對策	
掌握現況	●實施失智症盛行率相關調查。 ●進行失智症相關醫療、照護服務現況調查。 ●從更客觀的角度研討具有科學實證的日常生活自理度。
研究開發	●與其他公部門合作，著重於❶提升診斷技術、❷開發治療方法，集中研發資源。 ●解開阿茲海默型失智症預防因子（五年內）。 ●研發阿茲海默型失智症早期診斷技術(五年內)。 ●阿茲海默型失智症根本治療藥物實用化（十年內）。

醫療對策	**短期** ●協助開發並普及失智症診斷自評手冊。 ●整備失智症疾病醫療中心、設置照護相關負責窗口。 ●充實失智症醫療研習內容。 **中・長期** ●檢討失智症精神醫療現況。
普及適當照護並支援患者本身與家人需求	**短期** ●推動失智症照護標準化與高度化。 ●整備社區支援中心，設置失智症負責窗口。 ●在各縣市指設置諮詢中心。 ●了解失智症，推動地區合作十年構想。 **中・長期** ●檢討失智症照護評估現況。 ●增加失智症照護員人數。 ●推動中小學失智症教育。
早發性失智症改善方案	**短期** ●設置早發性失智症諮詢中心。 ●由失智症負責窗口建構支援體制，為患者量身打造適當的治療方式。 ●建構早發性失智症就業支援網絡。 ●實施早發性失智症照護體系。 ●向國民宣導相關知識。 **中・長期** ●評估早發性失智症照護服務。 ●進行就業相關研究。

※內容來源：日本厚生勞動省《提升失智症醫療與生活品質緊急措施》報告書

失智症治療，是未來醫界的首要課題

自從二〇〇八年日本政府推動「提升失智症醫療與生活品質緊急措施」以來，日本預防與治療失智症的發展愈來愈蓬勃。二〇一一年，我接受國家請託，成立「日本失智症預防學會」。二〇一二年實施的照護保險法修正版，將「預防失智症」列入「推廣失智症研究調查」之中。

想要遏止失智症盛行，首先要做的就是「預防」。隨著失智症研究愈來愈深入，早期發現早期治療以及預防的重要性也愈來愈高，全世界也將預防失智症視為重要課題。遺憾的是，現今的醫療技術無法修復受損的腦神經細胞。因此，每個人應該趁年輕，主動改善飲食生活與生活習慣，積極打造不易罹患失智症的健康身體。

■台灣的失智症照護與知識相關機構

＊台灣失智症協會：http://www.tada2002.org.tw/Default.aspx

＊天主教失智老人社會福利基金會：http://www.cfad.org.tw/attantion.php

第 2 章

認識五大失智類型，把握早期治療關鍵期

常健忘，是老了還是失智？

誠如第一章所說，失智症的初期症狀很容易被誤認為**老化現象**，我們該如何分辨老化引起的健忘與失智症？

▼只靠「健忘」很難確診，容易錯過早期治療

年齡增長伴隨的健忘，是老化引發的記憶力衰退，並非疾病。人的智力在四十到五十多歲之間仍會成長，但六十歲之後，大腦功能會跟其他身體功能一樣愈來愈差。雖然症狀程度不同，但基本上每個人都會出現健忘、記不住新事物等情形。

另一方面，**失智症是一種大腦疾病，狀況與老化健忘不同**。失智症起因於大腦神經細胞遭到破壞，喪失記憶與認知能力，影響日常生活。光靠記憶相關的症狀，很難辨別是老化現象還是失智症，因此容易過錯黃金治療期。各位請務必了解老化健忘與

失智症的差異，才能早期發現早期治療。

■六大重點，分辨老化健忘與失智症的差異

	正常老化	失智症
❶原因	因**年齡增長**而引起，大腦神經細胞功能**衰退**。	屬於**大腦疾病**。腦神經細胞**大範圍死傷**，數量減少，大腦萎縮。
❷記憶力	記憶力衰退。	隨著記憶力衰退，**判斷力與時間感也跟著降低**。
❸病識感	注意到自己變得健忘。	不覺得自己健忘。
❹日常事件	忘記曾經歷過的**部分事情**。	忘記曾經歷過的**所有事情**。
❺後續發展	不會變嚴重。	會變得**愈來愈嚴重**。
❻影響	只要環境不變，不會影響日常生活。	會影響日常生活。

■注意！失智症主要的初期症狀

- 說不出與記不住人名和長相。
- 容易掉東西，事情沒做完就忘記。
- 反覆說或問同一件事。
- 去熟悉的地方也會迷路。
- 無法完成日常對話，聽不懂對方說的話。
- 忘記時間、日期、地址與電話號碼。
- 疑神疑鬼。
- 一點小事就會暴怒。
- 無法管理藥物。
- 打破日常習慣。
- 比以前更邋遢，無法自理生活。

除了老化，這些病因也會引發失智症

失智症是大腦疾病，當腦神經細胞因某些原因遭到破壞，患者即使在意識清楚的情形下，也會出現判斷力與記憶力衰退等症狀。失智症是**腦神經細胞遭到破壞**引起的疾病，原發病的數量高達兩、三百種。

其中最具代表性的就是**阿茲海默型失智症**、**血管型失智症**、**路易氏體失智症**三種，約占所有失智症的**九成**。

當β類澱粉質蛋白累積在腦神經細胞裡，就會引起「阿茲海默型失智症」；「血管型失智症」，則起因於腦梗塞與腦出血等腦血管疾病；異常的路易氏體蛋白質堆積，則會導致「路易氏體失智症」，這三種失智症被稱為「三大失智症」。不同病因破壞腦神經細胞的方式各異，因此會出現不一樣的症狀。

三大失智症，佔原發病比例九成

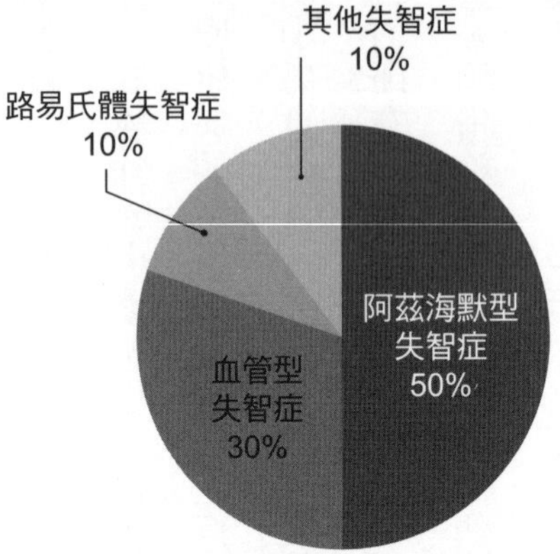

主司認知功能的大腦機制

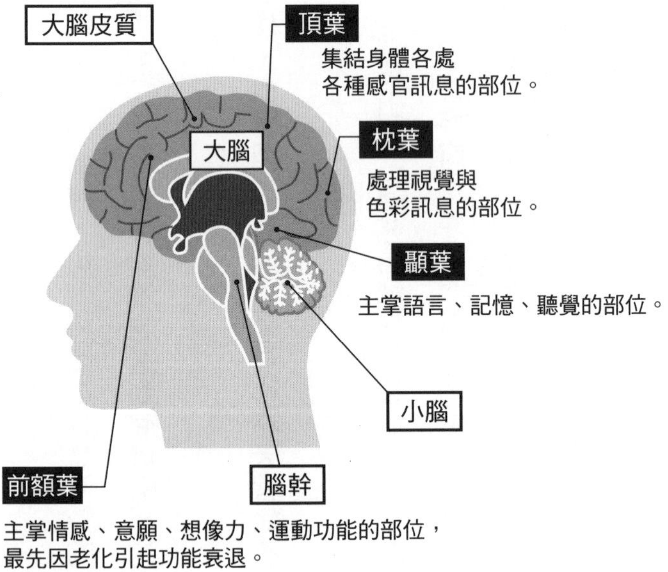

▼大腦受損方式不同，症狀也不同

接下來，我將進一步說明，腦神經細胞受損如何引發失智症。

大腦有一千億個神經細胞，藉由神經傳導物質將各種訊息傳達給神經細胞。阿茲海默型失智症是失智症裡比例最高的，起因於大腦皮質的神經細胞逐漸死亡，大腦慢慢萎縮。**神經細胞死亡會流失神經傳導物質，使得大腦網絡崩潰並停止運作，因此出現各種症狀。**

此外，因腦出血或腦梗塞導致血管破裂、阻塞，進而破壞腦神經細胞，便會引起血管型失智症。當小小的腦梗塞多達十處以上，就會產生各種失智症症狀。

阿茲海默型失智症會慢慢侵害神經細胞，進行過程相當緩慢，因此**早期症狀與老化現象極度類似，很難區別**。

受到記憶力與思考力衰退的影響，初期會出現忘記人名與地點等情形，可以說話，也能正常對話。

另一方面，**血管型失智症會因為腦出血或腦梗塞的受損部位不同，出現不同症**

狀。例如當主司語言的語言中樞受傷時，語言能力就會出現障礙，開始說不出話來或聽不懂對方說的話，無法與他人溝通。

腦內出現的各種障礙，會影響失智症症狀的表現方式與程度。即使是類似症狀，也會因原發病不同，適用不同治療方法。如發現家中長輩有異狀，請務必儘早治療。

■這些病症，都有可能導致失智

❶神經病變疾病	阿茲海默型失智症、路易氏體失智症、額顳葉型失智症、進行性核上麻痺症、皮質基底核退化症、帕金森氏症、小腦萎縮症、亨丁頓舞蹈症等
❷腦血管疾病	腦出血、腦梗塞等
❸頭部外傷	腦挫傷、腦內出血、慢性硬腦膜下血腫等
❹腫瘤疾病	腦部腫瘤（原發性、移轉性）、癌性腦膜炎等
❺內分泌疾病	甲狀腺功能低下、副甲狀腺功能亢進、腎上腺皮質低能症等
❻代謝疾病	魏尼凱氏腦病變、糙皮病、維他命B_{12}缺乏症、肝性腦病變等
❼傳染病	髓膜炎、腦炎、克雅二氏病（庫賈氏症）等
❽中毒	酒精中毒、藥物中毒、有機化合物中毒等
❾其他	常壓性水腦症、缺血缺氧性腦病等

失智？憂鬱？如何辨別

失智症的症狀分成所有人共通的「核心症狀」，以及與周遭親友往來時引發的「周邊症狀」兩種。

▼直接顯現大腦障礙的三大核心症狀

核心症狀是腦神經細胞遭到破壞所引起的症狀，包括**記憶障礙**、**定向感障礙與認知障礙**：**【記憶障礙】**是失智症初期一定會出現的症狀，但其與老化健忘很難區分，很容易錯失黃金治療期。**【定向感障礙】**的「定向感」，指的是對於自己所處環境的認知，例如時間、地點等等。換句話說，一旦罹患定向感障礙，就會出現分不清時間、去自己熟悉的地方也會迷路等症狀。若症狀繼續惡化下去，便會連親友的長相也記不住。**【認知障礙】**則是失語、失用、辨別缺陷與執行功能障礙等四種症狀：

・失語即為發出聲音卻想不起要說什麼、說不出物品名稱，亦稱為「健忘性失語」。失語患者明白語言的意思，也會讀寫。

・失用指的是無法扣釦子、不會穿襯衫等，做不出平時熟悉的動作。

・辨別缺陷則是不管看見什麼、聽見什麼或用手觸摸，都不明白那是什麼，大腦無法判斷所見所聞。

・執行功能障礙就是無法規劃事情，或思考事情的先後順序。這項障礙的個人差異較大，之前輕鬆勝任的事情突然間做不到，影響正常工作或生活時，即可確定罹患了執行功能障礙。

由此可知，**核心症狀與大腦障礙息息相關**，腦神經細胞的減少程度也將影響病情惡化的速度。

▼情緒障礙、妄想和幻覺——周邊症狀負擔更大

患者出現核心症狀時，與周遭親友往來的過程中，會引發周邊症狀，主要包括**情緒障礙**、**妄想和幻覺**等症狀。周邊症狀會因患者個性與環境呈現出不同型態，讓家屬

難以適應，也會造成照護上極大負擔。

一般來說，**【情緒障礙】**指的是心情嚴重低落或高亢，影響日常生活。失智症大多會出現不安、焦躁、感到緊張、易怒、思緒混亂、悲觀看待事物、無法感動等症狀，**容易與憂鬱症混為一談**。

【妄想】則是相信現實生活中不可能發生的事情，無法接受自己相信的都是假象，常見的有被害妄想、忌妒妄想等。其中最常見的是被竊妄想，這類患者經常認為有人偷了自己的東西，**在失智症引起的妄想症中，被竊妄想約占六成左右。**被竊妄想最常用來解釋核心症狀與周邊症狀之間的關係。

舉例來說，為了怕重要的錢包被偷而收起來，卻忘了自己收在哪裡（核心症狀），於是開始妄想「我的錢包被〇〇偷了」並引發家中騷動（周邊症狀）。

通常出現妄想時，也會伴隨【幻覺】症狀，例如看見不存在的東西（幻視）或聽到不存在的聲音（幻聽）等現象，以及幻味、幻嗅、幻觸等。此外，周邊症狀還包括譫妄、徘徊、語言暴力・肢體暴力、多話、過動、過食、異食癖、厭食、失禁、不潔行為等。

失智症的三大核心症狀與其他周邊症狀

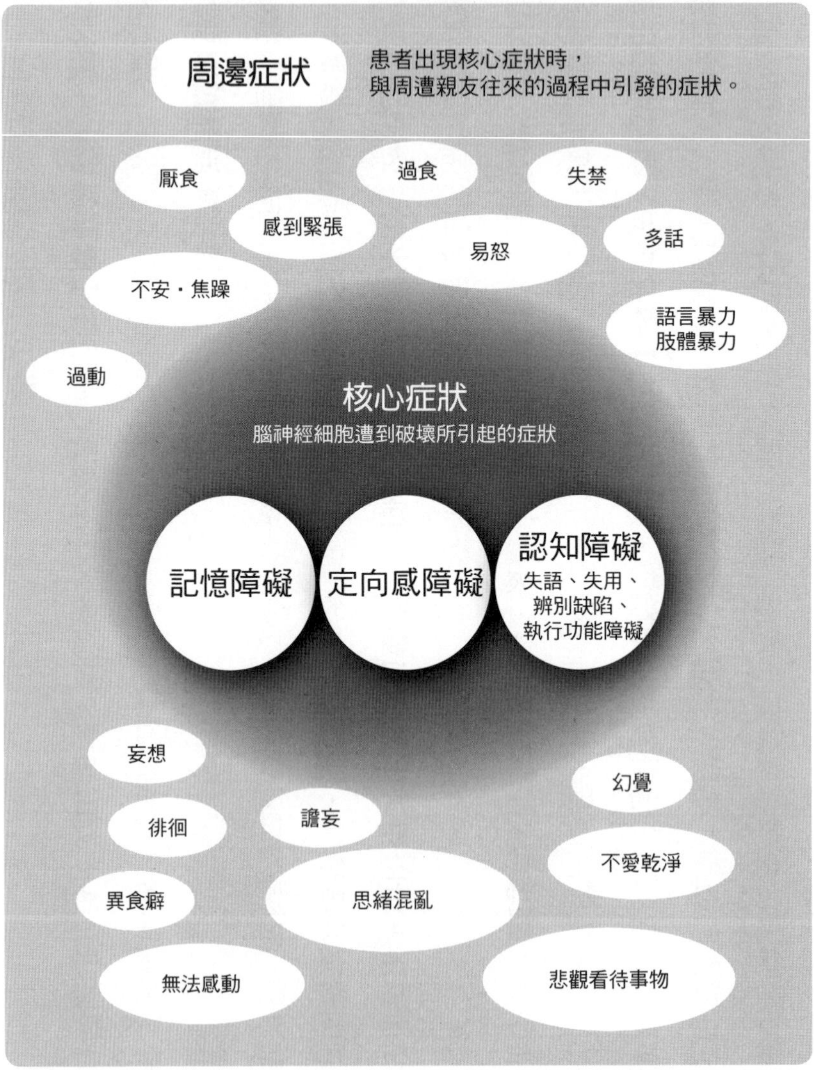

失智症的前兆，留意五大訊號

在各國全力預防失智症的風潮中，現在最受注目的疾病就是輕度認知障礙（MCI：Mild cognitive impairment）。輕度認知障礙是失智症的前兆，介於正常狀態與失智症之間的灰色地帶，如今已成為醫界關注的焦點。

▼輕度認知障礙，有機會轉為失智

雖然輕度認知障礙並非失智症，但也不是正常的健康狀態；各位不妨確認自己或家人是否出現下列五種情形：

❶患者（家人）經常表示自己忘東忘西；❷除了健忘（記憶障礙）之外，所有認知功能都正常；❸可自理日常生活；❹到醫院檢查過，醫生認為不是失智症；❺有嚴重的記憶障礙（記憶功能衰退、記憶力低下），無法以年齡或教育水準來解釋。若以

上五點皆符合，即代表罹患輕度認知障礙。輕度認知障礙的健忘，比較接近老化所引起，而非失智症的影響。

雖說輕度認知障礙是失智症的前兆，**但不代表一定會發展成失智症**。約有一半的輕度認知障礙患者在未接受治療的情況下，到最後也沒有轉變成失智症。不過根據研究報告指出，**另一半患者中，每年以一成二到一成五的比例轉移成阿茲海默型失智症**。正因如此，輕度認知障礙才會被認為是失智症的前兆。

▼在前兆階段，可用飲食和運動積極預防

最近研究發現，只要適時治療輕度認知障礙，就能預防失智症或延緩發病。感覺自己狀況有異時，請務必尋求專業醫生的協助。

經過專業醫生問診並進行記憶測驗後，若懷疑罹患輕度認知障礙，會再利用單光子放射斷層掃描檢查大腦血液流量，並用正子斷層掃描確認大腦活動狀況。這些原本都是失智症的例行檢查工作，在此階段則能用來確認病情是否已發展成失智症。

當醫生認為患者已經罹患失智症，會依照失智症的治療方法進行藥物療法；若覺得病情還不到失智症那麼嚴重，則透過**改善飲食內容**、**加強運動與充分睡眠等方式**，**調整生活習慣**。多與他人交流溝通，從事有利於大腦活動的興趣，積極預防失智症。

從健忘到無法自理，緩慢加劇

雖然每個人狀況不同，但基本上大多數失智症患者的病情都是緩慢加劇。依症狀演進，可分成**初期、中期與後期三階段**。

阿茲海默型失智症的進行過程較長，速度相當緩慢；血管型失智症則按照階段性，逐步惡化。

【初期】：記憶力會慢慢衰退，**明顯健忘**，東西忘了帶，忘記今天幾月幾號，更無法管理財務。**過去習以為常的事情，現在完全做不來**，開始感到焦躁不安，情緒變得很不穩定。

【中期】：加重成記憶障礙，開始迷路，忘記何時該吃藥，**必須在親友照顧下才能維持正常生活。**

【後期】：連穿脫衣服也變得笨重，漸漸無法使用語言溝通，**生活完全倚賴旁人看護。**

失智症病變的三階段症狀

初期
家人視需要協助即可

- **出現記憶障礙**
- 忘東忘西的頻率增加
- 記不住日期
- **無法管理財務**
- 感到焦躁不安，情緒不穩定
- 對所有事情失去興趣
- 可能出現憂鬱症狀
- 可能出現妄想症狀

中期
日常生活需要家人照顧

- 記憶障礙愈來愈嚴重
- 記不住剛發生的事情
- **無法自己挑選衣服**
- 忘記何時該吃藥
- 漸漸無法自理生活
- **在陌生場所迷路**
- 出現妄想、情緒失控等行為障礙

後期
完全倚賴旁人看護

- 記不住家人的長相
- 無法用言語溝通
- **在熟悉的地方迷路**
- 運動功能衰退
- **忘記上廁所、失禁**
- 無法自理生活
- 容易臥病不起

六十五歲以下，也可能罹患失智症

日本邁入高齡化社會，失智症患者逐年增加，不過，失智症並非高齡人口才會罹患的疾病。日本全國六十五歲以下罹患失智症的人數，至少有四萬名。（編註：台灣在二〇一三年時，約有一萬二千名）

▼中壯年的失智患者，經濟是一大問題

六十五歲以下罹患的失智症，稱為早發性失智症，由於原發病的男性患者比女性患者多，因此早發性失智症的男性人數為女性的兩倍。

六十五歲以上罹患的失智症幾乎都是阿茲海默型失智症、血管型失智症與路易氏體失智症；早發性失智症除了上述三種之外，還包括頭部外傷後失智症（因交通事故等外傷所引起）、額顳葉型失智症（額葉與顳葉萎縮）、酒精性失智症（過量飲酒所

引起）等。

罹患早發性失智症的族群，以四十到五十九歲、正值事業高峰期的中壯年人口為主。**在這個年紀罹患失智症，將面臨嚴重的經濟與照護問題**，與高齡族群遇到的問題不同。若工作上持續出錯，家事做得也不如預期，出現過去從來沒發生過的徵兆時，請務必立刻就醫檢查。

如今失智症醫療研究蓬勃發展，只要早期發現早期治療，就能確實延緩病情加劇。有些長期照護保險也包含早發性失智症，若親人確診，可多加利用，減輕經濟和照顧上的負擔。

早發性失智症的特性，就是惡化速度相當快，這一點與高齡族群罹患的失智症不同。千萬不要因為生活忙碌置之不理，一但察覺自己狀況有異，請遵守早期發現早期治療的原則，才能擁抱健康。

早發性失智症病患比例，血管型最多

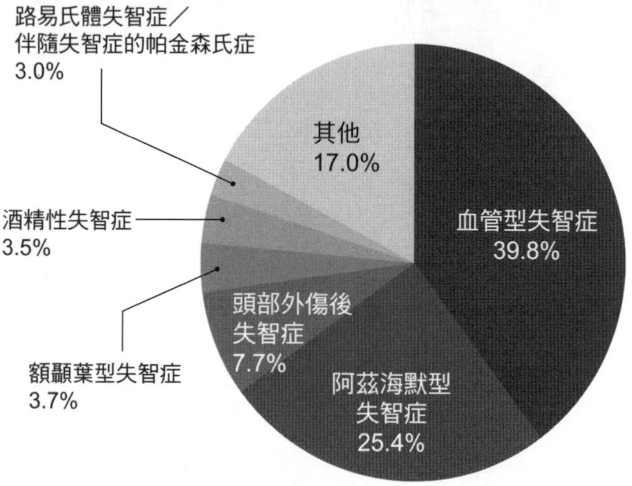

※引自厚生勞動省調查結果

★根據統計，全球失智症人口中，阿茲海默型佔 50～70%，其次是血管型失智症，約佔 25%；路易氏體失智症則約佔 15%。

★早發性失智症惡化速度快，若發現自己工作上持續出錯、做慣的生活瑣事也常失手，一定要立刻就醫。

失智症的檢查與診斷三步驟

發現身邊親友可能罹患失智症時，首先到醫院的**精神科或神經內科**就診。最近也有愈來愈多醫院增設**失智症的專門門診**，可以多加利用。

❶ 熟悉患者作息的家人，要陪同就醫

找自己信任的主治醫生問診也是可行的方法，不過，如要精準判斷是否罹患失智症，需要進行腦部影像斷層掃描，最好選擇設備齊全的醫院就醫較有保障。不清楚哪家醫院有相關設備時，不妨請自己的主治醫生、衛生所或保健中心諮詢窗口介紹。

若患者本身很在意自己的健忘問題，通常都會接受家屬建議，一同前往醫院就醫。遇到不喜歡看醫生的患者，情形就會變得較為棘手。此時千萬不要強迫患者就醫，好好與對方溝通，讓對方明白一定要看醫生才能治癒，也要讓他了解家人有多擔

心，取得患者同意後，才能就醫治療。以欺騙或強硬手段讓患者就醫，只會讓患者對你不信任；請務必耐心勸說，讓患者自願去看醫生。

遇到堅持不肯就醫的患者時，家人可先到醫院諮詢醫生意見，與醫生談過後，再一起思考勸說患者就醫的方法。

就醫時，一定要請平時最常與患者相處的家人同行，告訴醫生患者日常生活的情形。到醫院之前先做好筆記，詳細記錄何時出現哪些症狀，有助於醫生診斷。

❷家人與患者分開問診，並做智能量表

看診時，醫生會先對家屬與患者問診；有些醫生會請患者在另一個診間等候，**先詢問家屬患者的情形，避免當事者在旁邊不方便說話。接著再根據家屬說的話，詢問患者情形**。這個時候醫生問話會非常小心，在不傷害患者自尊的前提下溫和進行。問診結束後，進行智能檢查，這是診斷失智症不可或缺的一環。

醫生最常用的是「簡易智能量表」，這項檢查採取醫生問問題、患者口頭回答的

形式進行，由量表得分判斷求診者是否有失智症的可能。不過，這項檢查會受到每個人原有的智力程度影響，也會因原發病的不同而得高分，所以只能算是診斷時的輔助資料，還是要搭配其他檢查結果綜合診斷。

❸ 斷層掃描檢查，確認發病類型

懷疑患者可能罹患失智症時，首先要確定引發失智症的原發病是哪一種。原發病是阿茲海默型失智症？還是血管型失智症？**由於不同原發病的治療方式都不一樣，因此一定要確實檢查。**

確定原發病所做的檢查，包括磁振造影、電腦斷層掃描、正子斷層掃描、單光子放射斷層掃描等影像檢查。

磁振造影和電腦斷層掃描是用來檢查大腦形狀與腦內異常情形，如果患者罹患的是阿茲海默型失智症或路易氏體失智症，海馬迴與頂葉就會呈現萎縮現象；正子斷層掃描可檢查腦內葡萄糖和氧氣代謝情形，確認大腦活動狀況；單光子放射斷層掃描則是檢查大腦血流量的儀器，與正子斷層掃描一樣，可確認大腦的活動狀況，例如阿茲海默型失智症患者，大腦血流量會比正常人少。

■簡易心智、認知狀態量表（MMSE）

項目	分數	評分項目
一、定向力（10）	（　） （　）	❶時間（5）：幾年？幾月？幾日？星期幾？什麼季節？ ❷地點（5）：地方：縣／市？醫院？病房？床號？樓層？
二、訊息登錄（3）	（　）	說出三項名詞，盡量不要同類型（例如：櫻花、火車、貓），說完之後，要求受測者重覆這三項名詞。
三、注意力及計算能力（5）	（　）	由100持續減7，連續減五次答對，一個給一分。
四、短期記憶力（3）	（　）	請受測者說出剛剛「項目二」所提的三項名詞。

五、語言理解、空間概念、操作能力（9）	（　）	❶命名（2）：對兩個常見物品命名。例：（拿出手錶）這是什麼？
	（　）	❷複誦（1）：請受測者複誦一個句子：「家和萬事興」或「歡喜過日子」。
	（　）	❸理解（1）：讓受測者讀出「閉上眼睛」，然後照做。
	（　）	❹書寫造句（1）：請受測者造一個句子並寫出來。
	（　）	❺圖形抄繪（1）：請受測者將下列交疊的五角形描繪到一張白紙上。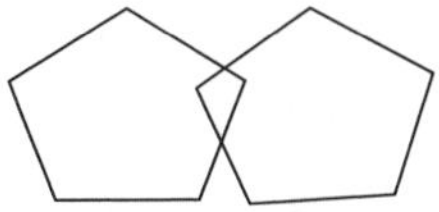
	（　）	❻給受測者一張空白無圖樣的紙，並且說 用你的右手拿紙（1），對摺（1），然後放在地板上（或再交給我）（1）。一次說完這三個步驟之後，再請受測者執行。

【評估得分結果】得分大於或是等於25分，代表智能正常；21～24分是輕度，10～20分為中度，低於或是等於9分則為重度。不過分數有可能受到教育程度影響。

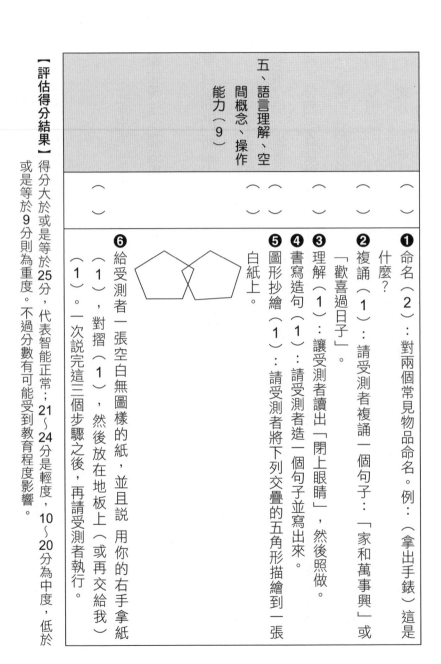

失智症的三大治療處方：藥物、復健、陪伴

診斷出失智症之後，就要開始治療。治療方法會受到原發病的影響，基本上是以**藥物療法、復健與家屬（看護）支持**為失智症的治療主軸。

▼目前仍無根治的藥物，以減緩症狀為主

近年來失智症的研究蓬勃發展，雖然有效延緩失智症、避免大腦功能衰退的藥物陸續登場，遺憾的是，可以完全治癒失智症的藥物仍未出現。目前使用的藥物分成兩種，**分別是直接針對失智症發揮效用的藥物，以及以緩和症狀為主的對症療法藥物。**

關於直接針對失智症症狀發揮效用的藥物，最常用的是阿茲海默型失智症治療藥物「愛憶欣」，以及利憶靈與美憶。

此外，出現徘徊、幻覺、焦躁不安等周邊症狀時，醫生也會開立抗憂鬱藥、鎮靜

劑與抗焦慮藥物穩定病情。不過，這些藥物對於改善記憶障礙、定向感障礙等核心症狀沒有任何效果。

由此可見，**光靠藥物治療無法減輕失智症所有症狀，有助於活化大腦的復健也是極為重要的治療方法之一。**大腦天生就能利用其他部位彌補喪失的功能，有助於活化大腦的復健治療可延緩失智症病情，恢復喪失的能力。

復健包括簡單的計算、寫字、讀音、回想療法（描述過去快樂的記憶）、音樂療法（合唱、合奏、打拍子等）、藝術療法（繪畫或勞作）等方法，開心復健、同時刺激大腦，有效改善失智症。

最後，**家屬的支持**絕對不可或缺。無論服用何種有效藥物，或開心地復健，若沒有家屬支持就無法確實發揮效果，家屬支持度與環境，會大大影響失智症治療。當患者一再出錯，千萬不可指責，應確實了解失智症是什麼樣的疾病，陪伴在患者身邊，營造開心生活的環境，才是最有效的治療方法。

阿茲海默型：大腦萎縮、症狀緩慢加劇

在所有失智症類型中，比例最高的是阿茲海默型失智症，日本預估患者人數多達一百萬，女性發病率為男性的一點五到兩倍。

一九〇六年，德國精神科醫生愛羅斯・阿茲海默（Alois Alzheimer）發表首例病例，從此命名為「阿茲海默症」或「阿茲海默型失智症」。過去將三十到五十九歲之間罹患的失智症稱為「阿茲海默症」；老年期發作的失智症稱為「阿茲海默型失智症」，如今無論患者年齡，皆稱為「阿茲海默型失智症」。

當大腦皮質的神經細胞逐漸壞死，主司語言、記憶、聽覺的顳葉，以及負責處理身體感覺的頂葉便會開始變小，導致整個大腦萎縮，這就是阿茲海默型失智症的發病原因。神經細胞壞死會流失神經傳導物質，使得大腦網絡崩壞，降低大腦功能，引起各種症狀。

▼定期做有氧運動，能避免腦神經細胞被破壞

一般來說，成年人的大腦重量約一千四百公克。根據研究顯示，阿茲海默型失智症發病十年後，大腦會萎縮到八百到九百公克以下。

科學家檢查阿茲海默型失智症患者的大腦，發現大腦遍布如老人斑的斑點，神經細胞也出現神經纖維糾結等病變。斑點稱為「β類澱粉質蛋白」，當這種蛋白質堆積在神經細胞並產生變化，就會導致神經細胞死亡。此外，神經纖維糾結是指磷氧化的**Tau蛋白**沉澱在神經細胞內導致細胞死亡所引起的病變，目前已有研究證實，β類澱粉質蛋白也會促進神經纖維糾結。

正常情況下，**從事有氧運動可促進腦啡肽酶分泌，進而分解β類澱粉質蛋白避免堆積**。不過，隨著年齡增長，腦啡肽酶的活性衰退，就會漸漸堆積在神經細胞裡。

二〇一三年三月，理化學研究所．腦科學綜合研究中心的西道隆臣資深組長，與長崎大學岩田修永教授等人組成的團隊共同合作，在製造腦啡肽酶的基因裡加入病毒，注射進罹患阿茲海默型失智症的老鼠體內，進行基因治療。結果發現β類澱粉質

蛋白的含量減半，老鼠的學習與記憶能力成功恢復到相當於健康鼠的水準。這項實驗證實了導入腦啡肽酶基因治療確實有效，為治癒阿茲海默型失智症照亮一盞明燈。

除此之外，根據過去的研究結果，與生成「β類澱粉質蛋白」活性酵素有關的「載脂蛋白E4（ApoE4）」基因，會促進β類澱粉質蛋白堆積。由此可見，**遺傳也是危險因子之一**。

▼初期症狀與老化健忘相似，容易輕忽

阿茲海默型失智症的**早期症狀以健忘為主**，記不住剛剛發生的事情，很難與老化引起的記憶力衰退區分。患者剛開始會發現自己忘東忘西，但隨著時間過去習以為常，每天找東西的時間愈來愈多。由於這樣的情形不影響生活作息，很多人就這樣過了兩到三年，甚至長達五到六年，進行過程非常緩慢。

症狀持續進行到中期，**逐漸影響患者的日常生活**，管理家庭支出、購買生活必需

品等日常行為變得愈來愈困難，患者只能處理當下發生的事情。

定向感障礙日趨顯著，患者不僅記不住今天幾號（時間），搞不清楚自己的所在地（地點），也認不清人的長相（人物）。

對於日常行為的影響，則包括無法自行穿脫衣物、不知如何做家事、不會使用電器、到了車站不會買票、坐在馬桶上卻不會上廁所等，以前做得到的事情，現在完全做不到。這段期間也會出現徘徊等問題行為，需要他人照護。一般來說，**阿茲海默症的中期症狀，大約會維持兩到三年。**

後期最明顯的症狀則是大腦萎縮，**忘記自己的家人，無法用語言溝通。**此時身體的運動功能也急遽下降，甚至無法走路。患者無法自理生活，需要旁人全天候的照護，嚴重時可能長期臥床。

▼愈早發現，愈有機會延緩病程

發現家人或自己出現異狀時，請務必立刻求助專業醫生，最好在初期階段診斷出阿茲海默型失智症。**早期發現對於改善阿茲海默型失智症有很大的幫助**，愈早治療，愈能延緩病情的進行速度。

患者到醫院求診時，首先由醫生詳細問診，接著進行智力測驗。除了利用功能性評估量表（FAST，Functional Assessment Staging）檢測日常生活活動功能量表（ADL，又稱巴氏量表）與智力障礙狀況，或透過簡易智能狀態測驗（MMSE，Mini-Mental State Examination）掌握認知功能與記憶力。

之後再因應患者需要，進行磁振造影、電腦斷層掃描、正子斷層掃描與單光子斷層掃描等影像檢查。完成以上綜合性檢查之後，即可診斷出是否罹患阿茲海默型失智症，或症狀的發展狀況。

確認罹患阿茲海默型失智症後，就要開始進行治療。治療阿茲海默型失智症最重要的關鍵，在於**阻止核心症狀持續惡化，以及緩和周邊症狀**。

阻止核心症狀持續惡化的首選藥物為愛憶欣，症狀初期服用愛憶欣的效果最好，因此最好儘早治療。近年來利憶靈、憶思能穿皮貼片、Rivastach Patch以及美憶等治療藥物也陸續完成核可手續，使患者在選用藥物時有更多的選擇性。

然而，若伴隨核心症狀出現妄想、幻覺、興奮、異常行為等周邊症狀時，則須服用抗精神病藥物治療。

血管型失智症：病因清楚，容易對症下藥

血管型失智症的起因為腦出血、腦梗塞、蜘蛛膜下腔出血等疾病，男性發病率超過女性。**只要針對原發病治療，就能有效改善**。先前提過的阿茲海默型失智症在現階段很難根治，血管型失智症與其不同，發病原因十分清楚，很容易對症下藥。

▼手腳麻痺、噁心想吐？千萬別輕忽

不過，一旦延誤治療時機，大腦傷害便會蔓延，導致神經細胞死亡，最後仍然無力回天。為了避免錯過黃金治療時機，各位一定要充分了解血管型失智症。

一般來說，在兩種情形下會罹患血管型失智症。第一種是突然引發腦出血、腦梗塞或蜘蛛膜下腔出血等腦部疾病，出現意識障礙、半身麻痺等症狀，待上述症狀痊癒後立刻轉變為失智症。

第二種則是雖然沒有意識障礙、半身痲痺等症狀，卻反覆出現手腳痲痺、噁心、想吐、暈眩等暫時性症狀，在此過程中逐漸轉變成失智症。

由於前者引發失智症的時機點清晰可見，一出現症狀即可開始治療；**但如果像後者這類慢慢變嚴重的失智症，很容易錯過黃金治療期。**

多發性腦梗塞係指大腦裡形成許多小梗塞的疾病，一旦出現十個以上小梗塞，就會引發失智症。此時會呈現出階段性發病症狀，不容易掌握發病時期。

高血壓、糖尿病、高膽固醇血症、狹心症、心肌梗塞等都是引發血管型失智症的危險因子，**養成良好生活習慣，遠離上述疾病，是最重要的預防方法。**隨時控制血壓，治療危險因子，即可有效預防失智症發生。此外，避免復發也是預防失智症惡化的重點所在。

▼症狀依腦內受損部位變化，起伏不定

血管型失智症的主要症狀與其他失智症幾乎相同，唯一要注意的是，如果患者陷

入**抑鬱狀態**，就會封閉自己、遠離人群，同時也會失去衝勁，沒有活力，過著渾渾噩噩的生活，動作也變得緩慢。此外，亦可從其他症狀看出蛛絲馬跡。

腦內受損部位會影響血管型失智症的症狀，舉例來說，若受損部位在語言中樞，就會出現失語、口齒不清等症狀，不僅如此，當腦血管疾病復發，過去從未出現的症狀很可能在某一天突然發作或惡化。此外，不同原發病造成的大腦受損部位都不一樣，因此一定會出現症狀起伏不定，健全部分與受損部分交錯等情形，也就是所謂的「不規則痴呆」。

常見的血管型失智症檢查方式，包括讓患者接受簡易智能測驗（MMSE）等，以及電腦斷層掃描、磁振造影等影像檢查。血管型失智症患者的顳葉血流受到阻礙，容易出現**無法控制情緒**等狀況。

由於現階段仍無法改善血管型失智症的記憶障礙與其他功能障礙的方法，因此主要治療方式為**對症下藥**、**復健與預防復發**。

路易氏體失智症：惡化快速，容易誤診

路易氏體失智症為三大失智症之一，在歐美國家僅次於阿茲海默型症，是患者人數次多的失智症。男性發病率約為女性的兩倍之多。約占失智症高齡患者的兩成，偶爾也會發生三十到四十九歲青壯年族群身上。

▼「幻視」為最大特性，容易誤診

「路易氏體」原指堆積在帕金森氏症患者中腦裡的異常蛋白質，當其大範圍堆積在大腦皮質的神經細胞內部或腦幹處，就會引發路易氏體失智症。

除了記憶障礙之外，路易氏體失智症的最大特性，就是它特有的**幻視症狀**。阿茲海默型失智症患者會出現認錯人，或看見逝世親友等症狀，但路易氏體失智症患者會看見**實際上並不存在的東西**。

路易氏體失智症很容易被誤診為阿茲海默型失智症或血管型失智症，也經常被醫生診斷成帕金森氏症。

如患者看見根本不存在的幼童、昆蟲或小動物，即可確診為路易氏體失智症。除此之外，也會**伴隨幻視，出現妄想和異常行為**。

此外，患者的身體會在不同時間出現頭腦清楚、痴呆、手腳發抖、僵硬、走路時雙腳水腫、動作遲緩……等，看似「帕金森氏症」的肢體症狀。

由於路易氏體失智症的進行速度相當快，如能在初期精準診斷，就能大幅提高改善效果。與其利用電腦斷層掃描或磁振造影掌握大腦結構上的變化，使用正子斷層掃描和單光子斷層掃描，了解大腦功能變化更為關鍵。只要做完上述檢查，就能觀察到頂葉、顳葉與枕葉血流量低下的狀況。

愛憶欣能有效改善路易氏體失智症，中藥的抑肝散則能舒緩幻覺症狀，用來治療帕金森氏症的巴可癒錠，也是抑制帕金森氏症症狀的治療用藥。

三種最常見的早期失智症

❶額顳葉型失智症：不影響記憶，情緒容易失控

誠如病名所示，額顳葉型失智症（ＦＴＤ，frontotemporal dementia）是因為額葉與顳葉萎縮引起的失智症。絕大多數發生在**六十五歲以下的患者**身上，男女性發病率差不多，不太會出現阿茲海默型失智症與血管型失智症常見的記憶障礙症狀。

額顳葉型失智症的原發病分成好幾種，其中最具代表性的就是「**皮克氏病**」。這種疾病起因於異常物質「皮克小體」堆積在神經細胞內，導致額葉與顳葉萎縮。

額葉萎縮會讓人無法控制理性與情緒，產生暴怒、冷漠、無法團體行動、見面不打招呼、不說話等過去不可能出現的行為，這就是自制力低下的表徵。

常用藥物包括可抑制攻擊性與反社會脫軌行為的抗精神病藥物、鎮靜劑。出現不受控制與固著行為時，服用選擇性血清素回收抑制劑（ＳＳＲＩ）舒緩病情。

❷進行性核上麻痺症：出現記憶、語言和肢體障礙

當磷氧化的Tau蛋白堆積在腦幹、小腦等神經細胞內，導致細胞死亡，受損部位萎縮，即可確認為進行性核上麻痺症（ＰＳＰ，progressive supranuclea palsy）。通常患者的發病年齡在四十歲以後，大部分則是五十到七十多歲之間。

進行性核上麻痺症會出現**記憶障礙**、**語言障礙與步行障礙**等症狀，最大特點就是**容易跌倒**。由於這項疾病沒有根本的治療方法，一般都會使用抗帕金森氏症藥物或抗憂鬱藥物治療。

❸皮質基底核退化症：初期類似帕金森氏症

大多數皮質基底核退化症（ＣＢＧＤ，Corticobasal Ganglia Degeneration Disease）患者發病於六十到六十五歲之間，只要使用電腦斷層掃描與磁振造影，即可觀察到從大腦皮質到單邊頂葉萎縮的狀況。

初期會出現單手無法活動自如、手指發抖、手腳顫抖、肌肉僵硬、面無表情等類

似帕金森氏症的症狀。隨著病情加劇，就會出現常見的認知障礙，眼睛無法追蹤動態物體等顯著症狀。

現階段仍然沒有可以根治皮質基底核退化症的方法，醫生通常會開立抗帕金森氏症藥物，改善帕金森氏症的症狀。此外，也會利用抗痙攣的利福全錠（Rivotril®）改善手腳顫抖問題。

混合型失智症：症狀交互影響，難以診斷

高齡族群除了失智症之外，通常還會罹患循環系統疾病等其他痼疾，不少阿茲海默型失智症患者也有腦梗塞症狀。

多發性腦梗塞如重複出現小範圍梗塞（小間隙梗塞），就會出現血管型失智症的症狀，有時還會併發阿茲海默型失智症；像這樣極難區分的失智症狀，稱為「混合型失智症」。

▼即使只是「站起身」，也要小心！

在治療時會以同時改善兩種失智症為目標，因應實際狀況也會調整物理性復健方法。反過來說，血管型失智症併發阿茲海默型失智症的情形，亦可稱為「混合型失智症」。

隨著阿茲海默型失智症病情加劇，**患者遇到危險時無法迅速反應**，只要復健師在復健過程中稍一眨眼，患者很可能跌倒骨折，因此引發醫療糾紛的案例不在少數。

這類患者也經常在家裡跌倒，當患者做出極可能跌倒的危險動作時，家人親友不是從後方出聲阻止，而是要直接快速地繞到患者前方，幫助他握住扶手起身，看著他安全地完成動作。

失智症患者遇到危險時無法立即反應，很容易在家裡、醫院或養老院中跌倒，導致股骨頸（在髖部承接著大腿骨骨幹與髖關節股骨頭的樞紐）骨折，最後只好進行人工髖關節置換手術。

▼避免失智病情加劇，臥床期間家人要多聊天陪伴

我曾經遇過一段時間之後又摔傷另一邊的患者，原本我以為患者弄錯腳，在向醫生報告之前檢查了患者的另一邊大腿，才發現那裡原本就有手術痕跡。

雖然人工髖關節置換手術的難度不高，高齡族群可以安心進行，不過，動完手術

後需要臥床靜養一段時間，為了避免肌肉攣縮（非麻痺，而是肌肉僵硬，無法活動自如）或萎縮引起肌力衰退，請務必配合外科醫生的診斷結果，儘速開始復健。

值得注意的是，**失智症會趁著臥床靜養的期間急劇惡化**，家人請務必密切與患者聊天說話與接觸，這一點相當重要。

▼失智症中，約一成可以痊癒

某些失智症類型只要透過**手術和藥物治療**就能痊癒，例如常壓性水腦症、慢性硬腦膜下血腫、腦腫瘤、甲狀腺功能低下。

因服用類固醇或心臟病藥物引發失智症症狀時，應立刻停止服用；如起因於缺乏維他命B_1、B_{12}時，只要適時補充維他命即可改善。

此外，**許多疾病都會出現憂鬱症**、**譫妄**、**妄想**、**幻覺**、**重聽**、**脫水症狀等近似失智症的症狀**，一般民眾無法自行判斷是否罹患失智症，因此只要察覺不對勁，請務必立刻就醫。

根據統計，大約一成的失智症是可以治療的，而且只要接受適當治療即可痊癒。遺憾的是，若錯失黃金治療期，大腦功能持續衰退，最後便無力回天。因此請務必儘早就醫治療，早期發現、早期治療，才是面對失智症的重要關鍵。

第 3 章

失智症藥物與
不可輕忽的副作用

藥物至少可讓失智症不惡化

誠如我在前兩章提及的，已經壞死的大腦神經細胞無法再度復活，想要大幅改善既有症狀或阻止病情加劇，可說是難上加難。不過，只要大腦還有正常運作的神經細胞，即可服用適當藥物延緩病情發展。

▼具備藥物知識並謹慎選擇，才是自保之道

最理想的預防方法，是在罹患失智症之前改善生活習慣，充分補充身體必需營養素，以預防取代治療。一旦出現失智症的症狀，就必須就醫檢查，服用適當藥物。

現有的失智症藥物大致可分成「針對失智症作用的藥物」與「針對周邊症狀作用的藥物」兩種。

「針對失智症作用的藥物」，是指以失智症核心症狀為作用對象，**延緩病情加**

劇；「針對周邊症狀作用的藥物」，則是以**緩和現有症狀**為主要目的的治療方法。當親友罹患失智症，你更應該正確了解藥物知識，與醫生一起選擇最適合患者的治療方法。（編註：服藥量與藥種，請依照醫生指示）

▼針對失智症的藥物，讓病情穩定、不惡化

・愛憶欣（Aricept, donepezil）

愛憶欣是治療失智症核心症狀最常使用的藥物，使用於治療阿茲海默型失智症。由於可以延緩記憶障礙與定向感障礙的病情發展，在一開始可說是革命性藥物。

阿茲海默型失智症是一種進程極度緩慢的疾病，發病過程可長達十幾、二十年。患者會在這段期間產生大量異常的β類澱粉質蛋白，堆積在分布於大腦皮質上的神經細胞周邊，導致神經細胞死亡，形成斑點。此時將訊息運送至神經細胞的神經傳導物質也會流失，使得大腦網絡徹底崩潰。

乙醯膽鹼（Acetylcholine）是神經傳導物質之一，與記憶和學習息息相關，乙醯

膽鹼酯酶則是分解乙醯膽鹼的酵素，愛憶欣的功效在於抑制乙醯膽鹼酯酶活性，延緩認知功能障礙的進行。服用愛憶欣可增加腦內乙醯膽鹼含量，使神經之間的傳達更加順利，有效改善失智症。

根據臨床實驗結果，服用愛憶欣十二週後即可看出效果，持續服用三到四個月即可確認其改善認知功能的程度。阿茲海默型失智症屬於進行性疾病，如果服用愛憶欣的期間症狀並未加劇，亦即「**維持現狀**」，即可認定有效。

愛憶欣除了錠劑之外，還有細顆粒、口溶錠（ＯＤ錠）、內服凝膠劑等。除了使用在阿茲海默型失智症外，也用來改善路易氏體失智症的記憶障礙。

・利憶靈（Reminyl）

除愛憶欣之外，還有第二種阿茲海默型失智症治療藥物：利憶靈。**利憶靈與愛憶欣皆為抑制乙醯膽鹼酯酶活性的藥物**，避免神經傳導物質乙醯膽鹼遭到分解，同時增加腦內乙醯膽鹼含量。此外，利憶靈具有促進神經訊息傳送之作用，有效延緩記憶障礙、定向感障礙、認知功能障礙等病情加劇。

讓患者「維持現狀、不惡化」藥物機制

■阻礙乙醯膽鹼酯酶分解乙醯膽鹼的功用，使神經傳導更加順利。

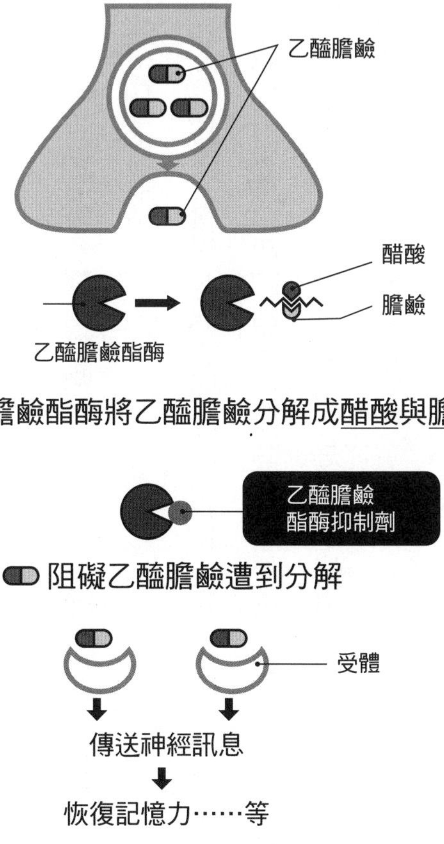

★有效延緩記憶障礙、定向感障礙和認知功能障礙。

・憶思能穿皮貼片、Rivastach Patch（Rivastigmine）

除前兩種藥物外，還有一種阿茲海默型失智症治療藥物。這類藥物與愛憶欣、利憶靈不同，**是從皮膚吸收的穿皮貼片劑型，對於不易吞藥的高齡患者來說，是相當有效的治療藥物。**

Rivastigmine不僅可以阻礙乙醯膽鹼酯酶分解乙醯膽鹼的功用，也能阻礙丁醯膽鹼酯酶促進β類澱粉質蛋白堆積。

由於有效成分會從皮膚慢慢吸收，能長時間維持一定的血中濃度，避免血中濃度急速上升，還能減輕口服藥引起的消化器官障礙等副作用。唯一要注意的是，貼貼片的部位容易出現皮膚發紅、搔癢等症狀，而且從開始使用到發揮作用的時間較長，**患者必須耐心達到有效維持量**，是其問題所在。

・美憶（Memary）

隨著阿茲海默型失智症的症狀加劇，腦內的神經傳導物質谷氨酸開始過度分泌，導致ＮＭＤＡ（N-methyl-D-aspartate）受體持續活化。最後神經細胞受損，引起記憶障礙和學習障礙。

美憶利用NMDA受體的拮抗作用保護神經細胞，抑制記憶與學習障礙持續加重。由於這個特性，美憶亦可與愛憶欣、利憶靈、憶思能穿皮貼片、Rivastach Patch搭配使用。不管任何藥物，都要依照指示服用。

▼針對周邊症狀的藥物，若痊癒即可停藥

用於改善失智症周邊症狀的藥物，包括抗憂鬱藥、鎮靜劑、抗焦慮藥物、安眠藥、抗帕金森氏症藥物、抗痙攣藥物等。

當患者出現上述藥物可醫治的周邊症狀時，醫生便會開立相關藥物，在一定期限內讓患者服用，**症狀痊癒即停止投藥**。唯一要注意的是，若患者或其家屬回診時沒有確實向醫生報告目前狀況，醫生就無法因應隨時變化的症狀開立處方。不清楚非專利藥的效果時，只要到開立處方箋的藥局，請藥劑師確認專利商標藥的功效即可。

抗憂鬱藥是以減輕憂鬱症狀為目的的藥物，可分成以下幾種：三環抗鬱劑、四環

抗鬱劑、SSRI、SNRI，主要治療藥物為特定腦（Tryptanol）、Amoxan、妥富腦（Tofranil）、Tetramide、低落美（Ludiomil）、帕羅西汀（Paxil）等。

鎮靜劑是抑制情緒波動，穩定心情的藥劑，包括輔思妥（Limus）、帝拔癲（Depakine）等。抗焦慮藥物是用於治療焦慮與相關症狀的藥物，常用藥品包括Rize、依替唑侖（Depas／短效型）、Wypax、立舒定（Lexotan／中效型）、安定（Cercine／長效型）。

安眠藥的功效就如名稱所示，是以改善失眠為主要療效的藥物。以Rhythmy為例，患者睡前服用醫生開立的Rhythmy，如能順利入眠即可暫時停用。如果停藥後第二天無法入睡，可以再次服用。換句話說，**只要能順利入眠，無須持續服用**。Rhythmy與佐匹克隆（Zopiclone）同屬短效型安眠藥，其他還有戀多眠（Lendormin）、酣樂欣（Halcion）等；悠然（Silence）和Nelbon皆為藥效持續久一點的中效型，Doral為長效型。

若患者過去有各種痙攣病史，需服用抗痙攣藥物避免復發。常用藥物包括苯巴比妥（Phenobarbital）、癲能停（Aleviatin）、利福全（Rivotril®）、癲通（Tegretol®）等。常用的抗帕金森氏症藥物，包括Menesit、巴可癒（Parkryl®）、伯汀（Parlodel）與鹽酸普拉克索（Bi-Sifrol），如突然減量或停止服用，會引起發燒、心跳過快、意識障礙等「惡性症候群」，因此絕對不可任意停止服用。

抗痙攣藥物的苯巴比妥、抗帕金森氏症藥物的金剛胺（Symmetrel）、L-多巴（L-dopa）等藥物也會引發失智症症狀，停止服用亦可獲得改善。

失智症與周邊症狀的常用藥物

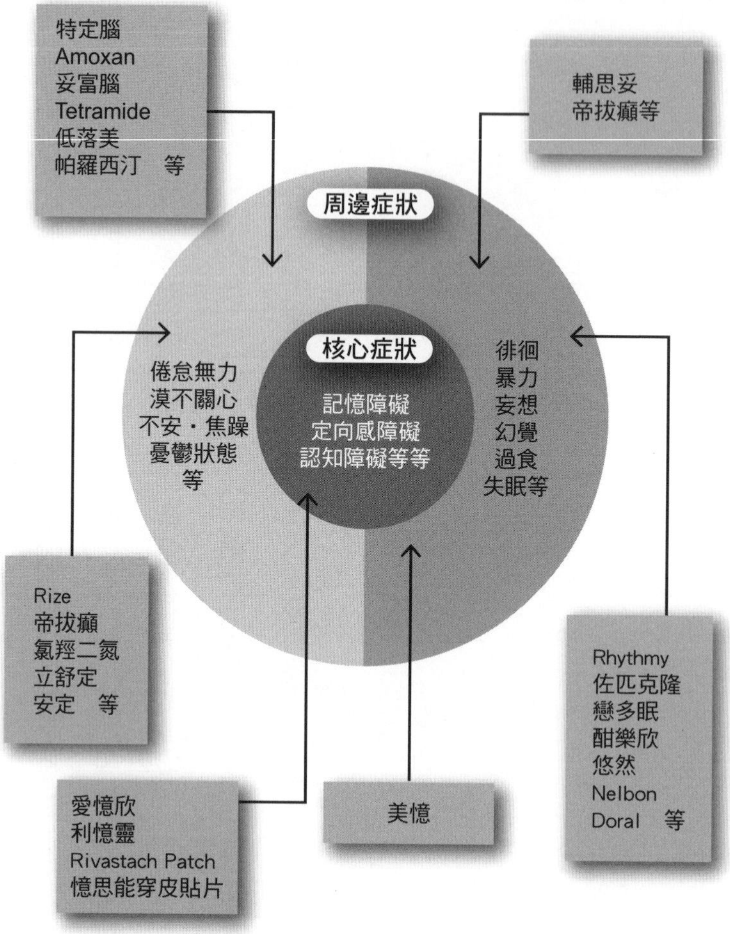

抗痙攣藥物：苯巴比妥、阿雷彼阿慶、利福全、癲通等
抗帕金森氏症藥物：Menesit、巴可癒、伯汀、鹽酸普拉克索等

失智症藥物，有哪些副作用？

很遺憾的是，現階段沒有魔法特效藥，能讓患者一服用就立刻阻斷失智症的進行、改善所有症狀，很快恢復到發病前的正常狀態。不過，與幾十年前比起來，目前醫界對於失智症的研究更加深入，治療藥物也給予患者和家屬一線希望。

雖然服用治療藥物確實可以改善病情，但伴隨而來的副作用也是不可忽視的風險。開立處方的醫生無法天天守在患者旁觀察狀況，因此家屬有義務代替醫生掌握患者狀況。就連被譽為失智症治療革命性藥物的愛憶欣，也會導致患者出現問題行為，產生各種副作用。

我在下一頁統整了失智症治療藥物的副作用，具備充分的藥物知識，不只對患者有利，也能減輕家屬負擔，如此才能找出最適合的治療方法。

注意！針對核心症狀作用的藥物副作用

【愛憶欣】

失神、心跳減緩、心肌梗塞、心臟衰竭、失去意識、胸痛、呼吸困難、水腫、消化性潰瘍、胃痛、腹痛、便血、吐血、肝臟出現鈍重感、倦怠、食欲不振、想吐、發燒、起疹子、搔癢、腦性癲癇發作、腦出血、腦血管障礙、痙攣、激烈頭痛、手腳發抖、肌肉僵硬、面無表情、坐立難安、身體不自主活動、口齒不清。

【利憶靈】

噁心、嘔吐、食欲不振、腹瀉、食欲減退、頭痛、想吐、腹痛、心悸、失眠、想睡、暈眩、體重減輕、心跳減緩、狹心症、心肌梗塞、失神、胸痛、呼吸困難、失去意識、腦血管障礙、痙攣、僵直、頭痛、脱水、消化性潰瘍、腸胃出血、胃痛、便血、吐血。

【憶思能穿皮貼片、Rivastach Patch】

心跳減緩、狹心症、心肌梗塞、失神、胸痛、呼吸困難、失去意識、腦血管障礙、痙攣、僵直、頭痛、嘔吐、腹瀉、脱水、想吐、消化性潰瘍、腸胃出血、胃痛、腹痛、便血、吐血、肝臟出現鈍重感、倦怠、食欲不振、發燒、起疹子、搔癢、皮膚與眼白偏黃、尿液呈褐色。

【美憶】

痙攣、肌肉顫抖、發抖、僵直、全身痙攣、意識模糊、意識消失、發作性肌肉收縮、失神、失去意識、意識朦朧、極度興奮、攻擊行為、情緒與聲音高昂、攻擊自己或他人造成傷害、錯誤認知、失去理智、攻擊性、妄想、幻覺、錯亂、譫妄。

第 4 章

吃對當令鮮食，大幅降低失智風險

多吃當季鮮食食物，可延緩失智

近幾年關於失智症的研究愈來愈蓬勃，研究顯示，失智症與生活習慣病一樣，**受到生活型態極大影響**。其中尤以飲食生活影響最大，血管型失智症自不用多說，阿茲海默型失智症也能透過飲食生活改善，而且這個觀念已成為目前最有力的學說。

▼抗氧多酚和DHA能保護大腦，多吃蔬果和青背魚

二〇〇六年，美國范德堡大學（Vanderbilt University）醫學系的Qi Dai博士發表了一項大規模疫學調查結果。

這項調查以約一千八百名的日裔美國人為對象，分別比較每週喝三次以上蔬果汁的人，以及每週喝不到一次蔬果汁的人，罹患阿茲海默型失智症的比例。結果發現，每週喝三次以上蔬果汁的人，發病機率比每週喝不到一次蔬果汁的人低百分之七十

六。即使一週只喝一到兩次，也比喝不到一次的人低百分之十六。

Qi Dai博士認為，**水果和蔬菜裡含有的強力抗氧化物質多酚**，正是造成這項結果的原因。

大腦需要大量氧氣，因此很容易生成活性氧。活性氧會嚴重傷害大腦神經細胞，導致突觸功能衰退，阻礙資訊傳遞。此外，**活性氧是罹患阿茲海默型失智症的主因**，研判可能與生成β類澱粉質蛋白有關。

失智症並非某一天突然發生，神經細胞的退化現象會默默持續好幾十年，最後才發病。正因如此，**只要從四十歲積極攝取有益大腦的食物，即可達到預防效果。**

蔬菜與水果富含可擊退活性氧的抗氧化物質，討厭吃蔬菜的人與每天吃大量蔬菜的人相較，絕對是積極攝取的人較不容易罹患失智症。此外，芝加哥羅許大學健康老化研究所（Rush Institute for Healthy Aging）的瑪莎・莫里斯（Martha Clare Morris）博士等人，曾經針對高齡族群進行調查，發現每週吃魚超過一次，罹患阿茲海默型失智症的風險比完全不吃的人低了百分之六十，得出「**青背魚含有的ＤＨＡ能有效活化大**

腦」的結論。世界各國皆發表了相同的報告，由此可見，**青背魚**就是預防失智症的最佳王牌。（編註：青背魚是指來自冰凍水域的魚類，如鮭魚、鮪魚、沙丁魚、秋刀魚等等）

▼吃對食物，就能減緩失智症的進展

已經罹患失智症的患者千萬不要就此放棄，學習正確的營養知識並吃對食物，就能改善失智症，減緩病情加劇。

二〇〇九年，美國塔夫茨大學（Tufts University）的詹姆士・約瑟夫（James Joseph）博士等人發表了一項研究成果。

實驗小組在高齡成鼠的飲食中添加**核桃**，改善了**運動障礙和認知障礙**，因此認定核桃中所含的Omega-3脂肪酸、多酚等各種抗氧化物質，是導致這項結果的原因，人類每天只要吃七到九顆核桃就能獲得相同效果。

此外，美國辛辛納提大學（University of Cincinnati）的羅伯特・克里柯里安

（Robert Krikorian）博士，他將罹患輕度記憶力衰退的受驗者分成兩組，讓其中一組每天飲用**藍莓汁**長達十二週，另一組喝假果汁，結果發現飲用藍莓汁的實驗組記憶力獲得改善。這個實驗結果證明，藍莓中所含的多酚與花色素苷等營養素，確實能有效改善失智症的症狀。

▼讓食物的營養成份充分發揮效用

從上述實驗可知，食物其實蘊含著很大的力量。不像藥物有副作用，還能預防和延緩失智症，可說是最安全輕鬆的保健方法。為了充分發揮食物效果，務必要注意以下三點：

❶多吃當季食物，盛產期營養價值最高

蔬菜、水果和海鮮都有盛產期，盛產期就是食物最好吃、營養價值最高的時期。配合大自然週期飲食，才是最合理且有效的飲食法。

❷多吃新鮮食物，確保營養度滿分

即使是當季食物，腐壞變軟也會減損其營養價值。購買時一定要選擇飽滿水嫩、顏色漂亮有光澤，表面緊實的食物，**以新鮮為第一原則。**

❸細嚼慢嚥，助消化、活化大腦

細嚼慢嚥可刺激大腦皮質，增加大腦血流量。大腦活化之後，有助於預防失智症。不過，對於高齡族群來說，吃比咀嚼重要，不吃就無法吸收營養。與其堅持家中長輩細嚼慢嚥，讓他們**開心飲食**才是最大關鍵。

紅蘿蔔

β胡蘿蔔素可抑制認知功能衰退，有效維持大腦功能，也可預防生活習慣病。

主要營養素

胡蘿蔔素（β胡蘿蔔素當量）9100μg（微克）／食物纖維2.7g／鉀280mg（毫克）

＊根部、帶皮、生鮮　以可食部位每一百公克計算

一提到紅蘿蔔，各位一定會聯想到鮮豔的橘色。紅蘿蔔是黃綠色蔬菜的代名詞，盛產期為冬季。建議選擇顏色深、表面順滑緊實，鬚根較少者。發黑或發青的紅蘿蔔不甜，應該避免食用。紅蘿蔔葉富含維他命和礦物質，如買到帶葉的紅蘿蔔，千萬不要丟掉。

紅蘿蔔最具代表性的橘色，來自於β胡蘿蔔素。胡蘿蔔素（carotene）這個名稱取自於紅蘿蔔（carrot），由此可見胡蘿蔔素與紅蘿蔔的密切關係。根據研究報告顯示，**長期攝取胡蘿蔔素有助於抑制認知功能衰退的情形。**胡蘿蔔素的超強抗氧化力，

則有效**維持大腦功能**。現在有一種名為「金時紅蘿蔔」的品種，帶有鮮豔的紅色調。外皮的紅色並非來自於β胡蘿蔔素，而是與番茄相同的茄紅素。

廣泛分布於自然界中，呈現橘色、紅色與黃色的色素，統稱為「類胡蘿蔔素」。類胡蘿蔔素具有絕佳的抗氧化力，茄紅素則有助於防止大腦老化、預防生活習慣病。

▼與油脂一起攝取，效果加倍！

紅蘿蔔皮富含營養成分與風味，削皮時應盡量削薄一點。帶皮炒紅蘿蔔，風味更佳。β胡蘿蔔素為脂溶性維生素，使用油調理就能有效攝取胡蘿蔔素。**生吃時胡蘿蔔素的吸收率只有百分之十，水煮約百分之三十，快炒則能達到百分之五十到六十。**可清炒、搭配牛蒡做成金平牛蒡、以奶油嫩煎或做成蜜汁紅蘿蔔都很好吃。做成沙拉時，不妨淋上橄欖油食用。

唯一要注意的是，紅蘿蔔含有抗壞血酸氧化酶，這種酵素會破壞維他命C，加熱食用就沒問題。若與其他蔬菜一起生吃，會破壞蔬菜裡的維他命C。抗壞血酸氧化酶不耐酸，可拌入少許醋與檸檬；加太多會破壞胡蘿蔔素，因此只要滴入幾滴就夠了。

南瓜

可提高免疫力、促進血液循環，維生素B_3改善長期記憶，抑制阿茲海默症。

主要營養素

胡蘿蔔素（β胡蘿蔔素當量）4000 μg／維他命C 43 mg／維他命E（α-生育醇）4.9 mg

＊生西洋南瓜　以可食部位每一百公克計算

夏末季節收割的南瓜經過幾個月的保存之後於晚秋熟成，從晚秋到初冬成為家家戶戶的桌上佳餚，是南瓜最好吃的時期。應選擇沉重且外形飽滿、蒂頭粗厚、切口枯萎成軟木塞狀的南瓜。購買切開的南瓜時，應選購果肉顏色較深，內膜很多且囊籽很大的。

黃色果肉來自於β胡蘿蔔素的顏色，由此可知南瓜富含胡蘿蔔素，再加上具有高度抗氧化力的維他命C與E，可說是最強組合。**南瓜可提高免疫力，促進血液循環，有效預防生活習慣病和老化。**

南瓜大致分成西洋南瓜與日本南瓜，西洋南瓜的β胡蘿蔔素含量是日本南瓜的六倍左右，營養相當豐富。

最近有研究報告指出，南瓜內含的維生素B_3具有改善長期記憶的效果。維生素B_3會通過血腦障壁，**阻礙血管收縮素轉化酶（ACE）的作用，抑制阿茲海默型失智症發作**，被認為與有效改善阿茲海默型失智症的血管收縮素轉化酶抑制劑具有相同作用。

血腦障壁是大腦血管壁的一種機制，避免血液中的物質輕易進入大腦。雖然這個機制可以避免大腦受到有害物質侵害，卻也讓有益大腦的營養成分無法通過，必須繞道才能進入大腦。不過，**維生素B_3可以直達大腦，發揮作用**。

加熱不會流失維生素B_3，β胡蘿蔔素與維他命E屬於**脂溶性營養素**，將南瓜油炸或嫩煎有助於提高吸收率，做成焗烤、可樂餅或濃湯也很適合。此外，南瓜蒸過後吃起來更甜，可將蒸南瓜泡在醬油湯汁醃漬，或做成南瓜沙拉。

番茄

茄紅素能淨化血液、防止動脈硬化，控制血糖值，降低體重，還能有效抑制神經退化型疾病的發生率。

主要營養素

胡蘿蔔素（β胡蘿蔔素當量）540μg／維他命C 15mg／食物纖維1.0g

＊生鮮　以可食部位每一百公克計算

番茄原生於氣候乾燥的南美安地斯高原，雖然屬於夏季蔬菜，但不太適應高溫多濕的日本夏季。正因如此，一般認為日本從春天到初夏採收的番茄最好吃。

南義大利每到番茄盛產季，家家戶戶就會製作大量番茄醬保存起來，用來烹煮各式料理。**番茄與橄欖油是地中海料理的主角**，也是健康泉源。應選擇外形飽滿圓潤，蒂頭有中心點，摸起來很緊實的番茄，拿起來要有重量感。

▼番茄不只可生吃，煮食後吸收更快

一提到番茄，大家最先聯想到的就是茄紅素。茄紅素又稱為番茄紅素，是一種紅色色素，亦為類胡蘿蔔素，具有高度抗氧化力，而且抗氧化力是β胡蘿蔔素的兩倍、維他命E的一百倍。**茄紅素可淨化血液，預防動脈硬化，有效控制血糖值，預防糖尿病，避免肥胖，亦可降低罹癌風險。**

根據最近的研究顯示，茄紅素能有效抑制阿茲海默型失智症與帕金森氏症等神經退化型疾病的發生率，預防學習與記憶能力退化，令人更加期待今後的研究發展。

紅色番茄的茄紅素含量比粉紅色番茄高，請積極攝取鮮紅色的小番茄、番茄罐頭、番茄醬、番茄糊等食品。

茄紅素不只耐熱，還能溶於油脂之中。**與其生吃，做成義式燉番茄或醬汁基底更能有效吸收。**搭配橄欖油一起使用，更能增強效果。不要只將番茄做成沙拉，嘗試添加在更多料理之中，提升家常菜的營養價值。

菠菜

當令（冬季）營養價值，是其他季節的三倍，有效改善記憶障礙和大腦障礙。

主要營養素

維他命C 35mg／胡蘿蔔素（β胡蘿蔔素當量）4200μg／鐵質2.0mg

＊生鮮　以可食部位每一百公克計算

菠菜是黃綠色蔬菜之王，正因為其地位崇高，一般人堅信只要充分攝取菠菜就能永保健康。菠菜的盛產期在冬季，非產季的菠菜與當季菠菜相較，無論是營養價值或美味皆無法比擬。

夏季採收的菠菜，維他命C含量只有二十毫克，冬季採收的菠菜則高達六十毫克，含量為三倍！各位務必在盛產期大量食用。選購時的注意重點為深綠色、外形飽滿、葉片充滿水分且緊實、葉軸圓潤、根部切口較大且帶紅色者。

菠菜富含各種抗氧化物質，塔夫茨大學的詹姆士・約瑟夫博士曾以成鼠做實驗，從小吃菠菜的成鼠即使變老，記憶力與學習能力依舊很高，很少出現認知障礙等問題。不僅如此，針對進入老年期且出現記憶障礙的成鼠補充菠菜，結果發現其記憶力與學習能力逐漸上升，恢復至相當於中年時期的水準。由此可見，菠菜不只能抑制失智症發作，還能改善記憶障礙與大腦障礙。

此外，菠菜含有的抗氧化物質穀胱甘肽，亦成為最近備受注目的焦點。穀胱甘肽屬於胺基酸的一種，會在體內不斷生成，遍布所有組織。**其抗氧化作用比多酚還厲害，而且還能消除導致細胞功能衰退的有害物質**。

穀胱甘肽與老化息息相關，可消解阿茲海默型失智症形成主因的β類澱粉質蛋白毒性，因此有助於抑制失智症發作。除了菠菜之外，綠花椰菜、奇異果、牛肝、大頭鱈等食物，也富含穀胱甘肽。

由於菠菜含有草酸，食用前一定要去澀。不過，**穀胱甘肽與維他命C不耐熱**，去澀時從根部將菠菜放入滾燙熱水中，汆燙十到二十秒後立刻撈起，浸泡在冷水裡，接著撈起輕輕壓乾水分，即可留住菠菜美味。

洋蔥

辛辣嗆味是淨化血液的關鍵，特別是能保護大腦主司記憶的「海馬迴」。

主要營養素

鉀150mg／維他命C 8mg／磷33mg
＊生鮮 以可食部位每一百公克計算

因具有**清血效果**而成為各界注目焦點的洋蔥，是家家戶戶餐桌上不可或缺的食材之一。雖然一整年都吃得到，不過盛產期是秋天。摸起來緊實、形狀飽滿圓潤、外皮乾燥且帶有光澤感、外皮完整且不脫落、沒有長芽和鬚根的洋蔥最好吃。

洋蔥獨特的辛辣味道和帶有刺激性的嗆味，來自於二烯丙基二硫和二丙硫醚等硫化合物。這些硫化合物皆屬於植物化學成分，**富含於洋蔥、大蒜、韭菜等百合科蔬菜中**，可發揮卓越功效。

▼可深入主司記憶的「海馬迴」，保護大腦

二烯丙基二硫可預防血栓形成，淨化血液。亦可提高免疫力，達到抑制致癌物質生成的功效。此外，還能促進維他命B_1的吸收，活化新陳代謝。另一方面，二丙硫醚是生洋蔥含有的成分，可降低血糖值。洋蔥經過氧化或加熱，二丙硫醚就會轉變成三硫化合物。

三硫化合物可降低中性脂肪和膽固醇，同時深入海馬迴擊退活性氧。**海馬迴與記憶息息相關，是阿茲海默型失智症最先產生病變的部位**，洋蔥亦具有活化腦內傳導物質的作用，對於預防失智症可發揮極大功效。

洋蔥大致分成黃洋蔥、紅洋蔥與白洋蔥三種。白洋蔥是日本最常見的品種，廣泛運用於各種料理之中。紅洋蔥亦稱為「紫洋蔥」，辣味和嗆味較低，加上顏色漂亮，最適合做成沙拉。

白洋蔥富含水分而且吃起來不辣，適合生吃，除了做成沙拉之外，用醋醃漬或涼拌都很美味。記住每種洋蔥的特性，就能吃出美味又吃得健康。

綠花椰菜

維他命和礦物質含量豐富，抗老又防癌，是預防失智的最佳選擇。

主要營養素

胡蘿蔔素（β胡蘿蔔素當量）810μg／維他命C 120mg／葉酸210mg

＊生鮮　以可食部位每一百公克計算

綠花椰菜與白花椰菜、高麗菜同屬十字花科植物，原生於地中海沿岸地區。一顆顆小小的綠色顆粒為花苞，一堆小花苞聚集在一起便形成「花蕾」，這就是我們平時常吃的部位。**綠花椰菜過冬時會縮起花蕾，增加蔬菜美味，因此冬季是最佳賞味期。**

應選擇深綠色、花蕾紮實密集、切口沒有空洞、具有飽滿水分的產品。帶黃色的綠花椰菜代表已經開花，鮮度和風味不如以往，最好不要購買。

▼維他命和礦物質豐富，莖部的營養價值也很高

綠花椰菜的營養成分中最受注目的就是維他命C與β胡蘿蔔素等抗氧化維他命，而且含量相當高。除此之外，維他命B群、E、K等維他命類成分，以及鉀、鈣、磷、鎂、鐵等礦物質也很豐富。上述營養素結合在一起，就能有效避免生活習慣病，同時發揮**抗老化**功效。

此外，綠花椰菜也含有屬於植物化學成分的蘿蔔硫素。蘿蔔硫素可大幅提升解毒酵素功效，**消除致癌物質，亦具有強力的抗氧化作用**，有效去除活性氧。從上述內容可知，綠花椰菜蘊藏著卓越力量，是預防失智症效果最好的健康蔬菜。

在所有蔬菜中，**綠花椰菜的維他命C含量名列前茅**。不過，**加熱會破壞維他命C，烹煮時需多加注意，絕對不可過度汆燙**。莖部的營養價值也很高，不要丟掉，可以快炒也能做成沙拉吃。

汆燙時請將花蕾和莖部切開，將花蕾切成一半，莖部削掉厚皮後切片。放入煮沸的熱水裡，等花蕾顏色變得更鮮豔、莖部呈現透明感即立刻撈起，放入冷水裡。

沙丁魚

富含維持血管健康、促進血流的成分，可預防血管型失智症，生吃最佳。

主要營養素

蛋白質19.8g／鈣70mg／多元不飽和脂肪酸3.81g

*生鮮斑點莎瑙魚　以可食部位每一百公克計算

沙丁魚種類繁多，包括斑點莎瑙魚、脂眼鯡與日本鯷等，日本一般所說的沙丁魚，指的是斑點莎瑙魚。沙丁魚的產季為夏到初冬。不同週期的漁獲量差異很大，遺憾的是，近年來已不如往。

▼調理方式豐富，生魚、魚乾和罐頭皆為佳餚

義大利料理常用的鯷魚，是將日本鯷鹽漬熟成的食材。其獨特風味受到大家喜愛，不只能搭配紅酒食用，亦可當成披薩配料，或加在湯裡提味。

沙丁魚在日本的食用方法也很多樣，除了生吃之外，還可做成鹽漬過的目刺魚乾、味醂魚乾、小魚乾、白色幼魚乾、燉煮魚乾、罐頭等。

購買生鮮沙丁魚時，請選擇魚身肥厚飽滿、散發藍色光澤、摸起來緊實、腹部沒有切開的產品。帶黃色的沙丁魚表示已經不新鮮，應避免食用。

▼EPA成分已證實可預防血管型失智症

沙丁魚含有蛋白質、維他命、礦物質等各種營養素，其中最受注目的就是EPA（二十碳五烯酸）。EPA屬於多元不飽和脂肪酸的一種，具有卓越的生理作用，是家喻戶曉的營養成分。

EPA能擴張血管，促進血液循環，避免血液結塊，此外，還可減少中性脂肪與壞膽固醇，保持柔韌有彈性的血管。

日本山口大學醫學部小林誠教授等人組成的研究團隊，針對引發血管異常收縮的酵素進行研究，解開導致狹心症與腦中風的作用機制，同時也發現了EPA具有阻礙該酵素活性的功效。這項研究成果於二〇〇三年發表，獲得廣大迴響。從此也確立沙丁魚的營養價值，使其成為**預防血管型失智症的必備食材**。

ＥＰＡ存在沙丁魚的脂肪裡，直接生吃，可以充分攝取、完全不流失ＥＰＡ。做成魚丸湯或包在鋁箔紙裡燒烤也很適合，重點在於一定要**連同脂肪一起食用**。水煮或放在烤架上烤，會流失百分之二十左右的脂肪，油炸則會流失百分之五十到六十。此外，**搭配富含抗氧化物質的黃綠色蔬菜食用**，即可避免ＥＰＡ氧化。

竹筴魚

幫助淨化血液、維持大腦功能，除活腦外，還可預防三高，避免生活習慣病上身。

主要營養素

蛋白質20.7g／菸鹼酸5.4mg／維他命B_6 0.40mg

＊生鮮日本竹筴魚　以可食部位每一百公克計算

竹筴魚和沙丁魚同屬青背魚，味道相當好，是日本人自古常吃的魚類，日文的「味」發音由此而來（a ji）。竹筴魚種類繁多，包括圓鰺、黃帶擬鰺等，一般所說的竹筴魚，指的是日本竹筴魚（真鰺），產季為春到夏。

挑選時，應選購腹部圓潤、表面有光澤、魚鰓為鮮紅色、魚鱗緊密附著在魚身上的產品。竹筴魚常曬成魚乾食用，需注意鹽分攝取量。表面偏白的魚乾脂肪較多；偏黃則表示不新鮮，應避免食用。

▼淨化血液，保護血管與大腦

此外，以獨特風味聞名的臭魚乾，是用新鮮圓鰺或飛魚製成的發酵食品。營養價值很高，鈣、鎂、磷、鐵等礦物質含量，**是生魚的數倍甚至到數十倍**。

竹筴魚也富含DHA和EPA等不飽和脂肪酸，與沙丁魚一樣含有大量EPA，**有效預防動脈硬化、高血壓和高膽固醇血症等疾病**；可淨化血液，促進血液循環，幫助維持大腦功能。

竹筴魚和沙丁魚皆富含牛磺酸，這項健康成分有助於排出血中膽固醇，保持正常血壓，去除囤積在肝臟的中性脂肪，改善脂肪肝，促進胰島素的分泌，達到預防糖尿病的效果。

竹筴魚最常做成半烤型態食用，**搭配生薑、紫蘇與蔥等含有大量抗氧化物質的佐料**。生薑的辣味成分薑酮、薑烯酚，以及紫蘇、萬能蔥內含的β胡蘿蔔素與維他命C，能強力預防脂肪氧化。製作魚肉泥時，常會拌入味噌增加味道，不喜歡魚腥味的人不妨嘗試看看。味噌含有活化大腦功能的膽鹼以及皂苷等營養成分，可與EPA發揮相乘效果。

鮪魚

海鮮類中DHA含量最豐富，腹部肉中含量最多，最高可降低41%罹患阿茲海默症風險。

主要營養素

蛋白質26.4mg／維他命A（視黃醇當量）83μg／硒110μg

*黑鮪魚生魚片（赤身） 以可食部位每一百公克計算

鮪魚具有魚類王者的架勢，是日本人最喜歡吃的魚類。鮪魚分很多種，大家常說的鮪魚是黑鮪魚（北方藍鰭金槍魚）。最大體長可達三公尺，體重超過四百公斤，產季為冬天；一般超市很難買到生鮮鮪魚，幾乎都是冷凍食品。

購買生魚片時，應選擇顏色較深、筋較少、切片後可以立起來、包裝中沒有血水的產品。

▼鮪魚的DHA含量，是所有海鮮的第一名

過去有一段時間流傳著「吃鮪魚眼睛，腦袋會變聰明」的說法，因此掀起了一股吃鮪魚眼睛的風潮。鮪魚眼睛裡的脂肪富含DHA，確實有助於活化大腦功能，「變聰明」的說法也可說是其來有自。

DHA不只存在於眼睛四周，**腹部**含量也很高。以含量來說，**鮪魚腹部肉的DHA含量是所有海鮮中最高的。**

美國塔夫茨大學的研究團隊透過實驗，驗證了脂肪含量較多與較少的魚，兩者效果的實際差距。結果發現每週吃兩次鮪魚或鮭魚等脂肪含量較高的魚，比起每月吃不到一次的人，罹患阿茲海默型失智症的機率低百分之四十一左右。

另一方面，若吃脂肪含量較少的魚，兩者差異不大。由此可見，**魚的脂肪**掌握了重要關鍵，鮪魚確實具有抑制失智症的效果。

▼鮪魚體內容易囤積汞，應避免天天食用

由於海鮮體內容易囤積微量的汞，因此厚生勞動省在二〇〇五年，針對汞含量較多的十幾種魚類，訂定孕婦的攝取標準，避免汞影響胎兒健康。

孕婦應特別注意的魚類包括黑鮪魚、大目鮪、藍鰭金槍魚等，由於食物鏈的關係，黑鮪魚這類大型魚類很難避免汞囤積的問題。雖然沒必要反應過度，但無論是否懷孕，上述魚類每週最好不要食用超過三次，並利用沙丁魚、秋刀魚或青花魚補充DHA。

鮭魚

蝦青素抗氧力高，能通過血腦屏障，修復大腦受損細胞，預防失智效果佳。

主要營養素

蛋白質 22.3 g／維他命 B_1 25.9 μg／維他命 D 32.0 μg

＊生鮮白鮭　以可食部位每一百公克計算

鮭魚種類繁多，一般常說的鮭魚是白鮭。不過，紅鮭、銀鮭、駝背大麻哈魚與國王鮭也是常吃的鮭魚，產季為秋到冬季。購買生魚片時，應選擇外皮呈銀色、魚肉呈現漂亮粉紅色而且緊實的產品。

鮭魚除了含有DHA、EPA之外，還富含蝦青素。**蝦青素是由某種海藻合成的紅色色素，會經由食物鏈逐漸累積下來**。例如磷蝦吃了這類海藻之後，又被體型更大的蝦子吃，蝦子最後又被鮭魚吃掉。鮭魚卵的紅色，便來自於蝦青素。

蝦青素的抗氧化力是所有類胡蘿蔔素中最強的，可以通過血腦屏障，去除大腦的活性氧，修復受損的大腦細胞。由此可見，鮭魚對於預防失智症相當有效。

蝦子

有天然助眠成份，維持充足睡眠和優秀睡眠品質，讓大腦充分休息，降低失智機率。

主要營養素

蛋白質 18.7 g／鈣 56 mg／葉酸 57 μg

*生鮮芝蝦　以可食部位每一百公克計算

日本人很喜歡吃蝦子，龍蝦、花蝦、大正蝦、甜蝦、牡丹蝦、芝蝦、草蝦等，常吃的種類相當多。產季為秋到冬季，這段時期蝦子的美味成分甘胺酸較多，因此比較好吃。

▼甘胺酸可提升睡眠品質，減少「β類澱粉質蛋白」

甘胺酸屬於必需胺基酸的一種，其作用在這幾年獲得關注。甘胺酸能直接作用於大腦，擴張手腳血管，增加血流量。**不只能溫暖手腳，還可降低深部體溫，大腦溫度**

降下來之後，就能提升睡眠品質。優質睡眠對大腦相當重要，根據最近的研究顯示，睡眠不足會增加大腦β類澱粉質蛋白的含量。

蝦子含有大量蝦青素與牛磺酸，過去曾因為膽固醇值過高，一般人不敢多吃，如今證實其含有豐富的健康成分，成為有效預防生活習慣病與老化的營養食材。

黃豆

排除老廢物質，讓營養進入，產生健康新細胞；提高專注力、記憶力。

主要營養素

鈣 240 mg／食物纖維 17.1 g

＊日本產、乾燥食品　以可食部位每一百公克計算

黃豆是日本料理不可或缺的食材，富含優質蛋白質，被譽為「田中之肉」，必需胺基酸含量也很均衡。不只是鉀、鈣、鎂、鐵等礦物質，還有豐富的維他命B群、E等維他命類以及食物纖維。

黃豆也含有許多植物化學成分，**大豆異黃酮的作用近似女性荷爾蒙雌激素，能預防更年期障礙和骨質疏鬆症**。皂苷具有超強抗氧化力，可排出血液中的膽固醇與中性脂肪，預防動脈硬化，對於改善高血壓、高膽固醇血症、肝功能障礙很有幫助。

▼卵磷脂產生新細胞，提高專注力、記憶力

黃豆含有豐富的健康成分，其中的卵磷脂最能發揮預防失智症的功效。卵磷脂是磷脂質的一種，也是構成身體細胞膜與大腦神經組織的重要成分。**卵磷脂具有乳化作用，可溶解貼附在血管壁的膽固醇與細胞內的老廢物質，加速排出。**除此之外，也能幫助營養成分進入細胞內。多虧卵磷脂發揮功效，才能維持細胞健康，不斷產生新的細胞。

卵磷脂的別名是「磷脂醯膽鹼」，是製造腦內神經傳導物質乙醯膽鹼的原料，乙醯膽鹼與**記憶**密切相關。曾有研究報告指出，阿茲海默型失智症患者的大腦裡，乙醯膽鹼含量明顯減少。**積極攝取黃豆，增加乙醯膽鹼含量，就能提高專注力和記憶力。**

豆腐與黃豆的營養成分幾乎相同，**不過豆腐比較好消化，適合高齡族群食用。**雖然板豆腐與嫩豆腐的蛋白質含量一樣，但板豆腐的鈣質遠高過嫩豆腐，達三倍之多。納豆受到納豆菌的作用影響，比黃豆好消化，納豆激酶具有溶化血栓的功效。

蛋

包含除了維他命C和食物纖維外的營養素，影響「記憶」和「認知」的卵磷脂含量最多。

主要營養素

蛋白質12.3g／維他命A（視黃醇當量）150μg／鐵1.8mg

＊雞蛋　生鮮全蛋　以可食部位每一百公克計算

雞蛋雖然沒有維他命C與食物纖維，卻**幾乎含有其他所有營養素**，是全營養食品。蛋的蛋白質吸收率達百分之九十七，不僅品質良好，也非常好吸收。

蛋殼顏色分很多種，包括白色、茶色與褐色等，這是受到雞隻種類與飼料差異所影響，絲毫無損其營養價值。此外，蛋黃顏色來自於膽固醇，同樣受到飼料影響。**無論蛋黃是黃色或橘色，營養價值都相同。**

雞蛋也含有磷脂醯膽鹼。磷脂醯膽鹼可通過血腦屏障，到達大腦的神經細胞，促進記憶、認知與情緒傳達能力。**持續補充磷脂醯膽鹼，是維持大腦正常功能的重要關鍵。**黃豆、精白米與堅果也含有磷脂醯膽鹼，不過以蛋的含量最高，可以有效攝取。

▼孕婦多吃蛋，寶寶聰明一輩子！

根據美國杜克大學研究小組的實驗結果，針對懷孕的母鼠餵食膽鹼，其產下來的後代，比沒有吃膽鹼母鼠所生的後代，大腦功能更強。成年後依舊保持高度學習能力；即使進入老年期，認知能力依舊不見衰退。換句話說，只要給懷孕的母鼠攝取足夠膽鹼，就能生出智力很高的幼鼠，而且這項特性可以持續一輩子。雖然這是發生在老鼠身上的實驗結果，但對於人類來說，相信也能帶來同樣效果。

磷脂醯膽鹼是生成神經傳導物質乙醯膽鹼的必備物質，**一旦缺乏磷脂醯膽鹼**，就會減少乙醯膽鹼，使訊息無法順利傳達至大腦，**導致記憶力與學習能力衰退**。

在美國，成年男性每天應攝取五百五十毫克膽鹼，成年女性則是四百二十五毫克，孕婦為四百五十毫克；一顆七十公克的雞蛋，約含有一百二十五毫克膽鹼。為了攝取充足的磷脂醯膽鹼，各位平時應積極食用黃豆與雞蛋。

杏仁

活化大腦功能，延緩失智症病程；搭配維他命E食用，效果相乘。

主要營養素

鈣230mg／鐵4.7mg／維他命E（α-生育醇當量）31.0mg

＊乾燥　以可食部位每一百公克計算

大家都知道杏仁具有抗老化和美膚效果。杏仁富含不飽和脂肪酸、維他命B群、維他命E與各種礦物質，有助於維持健康的血管。

根據美國伊利諾大學（University of Illinois）的研究結果，吃杏仁的小鼠比吃一般飼料的小鼠，記憶力與學習能力更出色，而且堆積在大腦內部的β類澱粉質蛋白也會減少。**杏仁可幫助增生腦內傳導物質乙醯膽鹼，活化大腦功能，延緩失智症的進行。**

一天只要吃二十顆即可，要連同茶色薄皮一起食用。杏仁薄皮富含植物化學成分黃酮類化合物；搭配維他命E食用，發揮相乘效果，可大幅提升抗氧化力。但要注意，杏仁一旦氧化就會失去效果，因此請務必保存在**密封容器**裡，儘早食用完畢。

核桃

促進神經細胞新生並活化現有細胞，健腦效果佳，是大腦回春的關鍵，能有效預防阿茲海默型失智症。

主要營養素

鈣85mg／多元不飽和脂肪酸50.28g／維他命E（γ-生育醇當量）23.6mg

＊炒核桃　以可食部位每一百公克計算

核桃富含多元不飽和脂肪酸，屬於n-3系列，又稱為Omega-3脂肪酸，與DHA和EPA具有相同效果。此外，核桃也含有大量抗氧化物質，有效改善失智症。**核桃內含的營養成分可阻止腦細胞氧化，促進新神經細胞增生。同時活化現有的神經細胞，讓大腦恢復青春。**

在美國鮑德溫華萊士學院（Baldwin Wallace University）發表的研究報告中，核桃萃取精華不只能阻礙β類澱粉質蛋白凝結，還能分解已凝結的β類澱粉質蛋白。核桃含有楊梅黃酮，是具有健腦功效的黃酮類化合物，同時含有膽鹼，一天吃二十八克就能發揮效果。核桃含有大量脂質，容易氧化，請盡量購買帶殼產品。

草莓

水果類維他命C含量第一，和植化素作用後，能有效延緩因老化引起的認知衰退。

主要營養素

維他命C 62mg／鉀170mg／葉酸90μg

*生鮮 以可食部位每一百公克計算

以可愛外形和酸甜口味受到歡迎的草莓，不只外觀好看，也具有營養價值，是才色兼備的實力派食物。盛產期為春天。應選購色彩鮮豔具有光澤感，蒂頭充滿水分的產品。

草莓最引人注目的是**維他命C含量**，在所有水果中可說是名列前茅。維他命C具有超強抗氧化力，可預防生活習慣病和老化，提高抗壓力。除此之外，草莓也含有花色素苷、黃酮類化合物、多酚等多種植物化學成分。**這些物質互相發揮作用，讓草莓具有延緩失智症進行的功效**。美國若許大學（Rush University）的研究團隊以高齡女性為對象進行調查，結果發現每個月吃兩次以上草莓的人，認知功能衰退的速度延緩百分之十六。

不只是草莓，**所有莓果類都具有相同功效**。美國哈佛大學醫學系與布萊根婦女醫院（Brigham and Women's Hospital）的研究小組，針對一萬六千名左右、年齡超過七十歲的女性進行大規模疫學調查，也確認了上述結果。

調查發現，**常吃藍莓、草莓的人可以延緩年齡增長引起的認知功能衰退速度**。攝取量愈多，愈能長期維持正常的認知功能。由此可見，莓果類水果的攝取量與認知功能息息相關。

莓果類水果有助於防止大腦氧化，抑制發炎。由於大腦脂質較多，容易氧化受損，這些損傷會隨著年齡增長累積，導致失智症病情加劇。想要阻止氧化，就必須維持大腦功能。**包括草莓在內，每天應攝取半杯左右的各種梅果類水果**，如藍莓、蔓越莓、小紅莓等，也可以透過莓果汁或冷凍莓果來攝取。「積少成多」，就是延緩失智症發作的重要關鍵。

蘋果

一天一顆，學習力、記憶力大增；
高抗氧化作用能預防大腦老化，降低失智風險。

主要營養素

鉀 110 mg／維他命 C 4 mg／食物纖維 1.5 g
＊生鮮　以可食部位每一百公克計算

光看營養素含量，蘋果並非最豐富、最完整。不過綜合來說，蘋果的健康效果最高，是其特色所在。蘋果的盛產期是秋季，應選購顏色鮮豔、外皮緊實有光澤、果核較粗、拿起來較重的產品。

為了避免水分蒸發，請放入塑膠袋中冷藏保存。由於蘋果會散發一種植物激素，名為「乙烯」，若與未成熟的奇異果和香蕉等水果放在一起保存，有催熟效用。

蘋果內含水溶性食物纖維果膠，具有卓越的整腸作用，有效改善腹瀉和便祕。此外，蘋果含有維他命C、檸檬酸、蘋果酸、槲皮素與多酚等營養素。

其中最受到各界注目的就是「**槲皮素**」，這是蘋果的**黃色色素**，富含於洋蔥、綠茶、綠花椰菜等食物裡。**具有超強抗氧化力，可改善血流量，預防動脈硬化**，舒緩過敏症狀，經實驗證實，還可預防失智症。

▼蘋果連皮一起吃，抗氧化效果最好

美國麻薩諸塞大學洛厄爾分校的研究團隊進行一項實驗，持續餵食高齡老鼠蘋果汁一個月，確認其效果。結果發現，高齡鼠腦內神經傳導物質乙醯膽鹼增生，**記憶力與學習能力雙雙提高**。蘋果可促進腦內乙醯膽鹼生成，亦可阻礙β類澱粉質蛋白堆積在大腦裡。

美國康乃爾大學（Cornell University）等學校組成的美韓共同小組也發表一項研究報告，內容指出：由於蘋果內含槲皮素，每天吃一顆，其**高度抗氧化作用能有效預防阿茲海默型失智症**。各位每天至少要吃一顆蘋果，無論是蘋果汁或冷凍後磨成冰沙，都能攝取到足夠營養。蘋果皮含有大量多酚，如購買無農藥蘋果，務必**連皮一起吃**。

綠茶

預防失智的效果，優於紅茶，能降低認知障礙風險，同時維護大腦和心臟的健康。

主要營養素

鉀 27 mg／鈣 3 mg／維他命 C 6 mg

＊以每一百公克茶葉浸泡出的茶液計算

茶葉是利用山茶科茶樹「Camellia sinensis (L.) O.kuntze」的葉子製作而成，依發酵程度可分成完全發酵的紅茶、半發酵的烏龍茶以及無發酵的綠茶。產季從春天到初夏，該年度第一次摘的茶為新茶，也稱為「一番茶」。

新茶含有大量「茶氨酸」，這是一種美味成分，泡出來的茶格外甘甜。茶氨酸會隨著二番茶、三番茶逐步遞減，苦味成分兒茶素則愈來愈多。綠茶含有大量咖啡因，茶氨酸可抑制咖啡因的興奮作用，穩定精神，同時也可避免血壓上升，保護大腦神經細胞。

日本飲料製造商「伊藤園」的研究團隊，針對平均年齡八十二歲的輕度失智症患者或健康人士進行研究，驗證綠茶效果。讓受驗者服用內含豐富茶氨酸的抹茶膠囊長達一年，調查失智症的進行狀態。結果發現服用假膠囊的對照組，認知功能逐漸衰退，服用抹茶膠囊的實驗組呈現出改善趨勢，服用七個月後，兩者出現顯著性差異。由此可見，**茶氨酸具有抑制認知功能衰退的健康功效**。

此外，日本埼玉醫科大學與美國南佛羅里達大學的研究小組共同發表研究報告，指出將綠茶內含的表沒食子兒茶素沒食子酸酯（簡稱ＥＧＣＧ，兒茶素的一種），注射至罹患阿茲海默型失智症的老鼠身上，出現**抑制β類澱粉質蛋白生成**的效果。日本東北大學栗山進一博士也發表報告指出，**每天喝兩杯以上綠茶的人可降低罹患認知障礙的風險**；平時習慣喝綠茶的人，因大腦和心臟等循環系統疾病死亡的機率愈低。

綠茶含有各種抗氧化物質，可通過血腦屏障到達大腦內部，避免神經細胞受到β類澱粉質蛋白與活性氧傷害。**綠茶的效果比紅茶高**，建議每天吃飯時搭配一杯綠茶，提升健康功效。

咖啡

咖啡因可局部修護大腦損傷，每天喝3～5杯的中年族群，老年失智的機率大幅降低65%。

主要營養素

鉀65mg／菸鹼酸0.8mg／鎂6mg

＊萃取　以每一百公克計算

咖啡不只含有咖啡因，還有**綠原酸**等多酚與**抗氧化物質**。一杯咖啡內含的多酚大約兩千八百毫克，與紅酒含量差不多。強力抗氧化作用有效預防糖尿病、腦中風與失智症。根據芬蘭的庫奧皮奧大學、瑞典的卡羅琳斯卡學院以及芬蘭國家公共衛生研究所共同實施的大規模疫學調查，**每天喝三到五杯咖啡的中年族群，到了老年期罹患失智症的機率降低百分之六十五**。此外，在一項以老鼠為實驗對象的研究中，**發現咖啡因可去除大腦的β類澱粉質蛋白**，局部修復大腦損傷。

平時喝咖啡不會產生不適反應的人，不妨一天喝三杯咖啡；容易受到咖啡因影響無法入睡者，建議在早上喝咖啡，下午以後不再攝取咖啡因。

荏胡麻油

在體內代謝後會產生EPA和DHA，可預防生活習慣病、抗老化並維持大腦功能。

主要營養素

鈣 390mg／維他命E（γ生育醇當量）23.6mg／多元不飽和脂肪酸 28.83g

＊乾燥　以可食用部位每一百公克計算

一般人都以為荏胡麻屬於芝麻的一種，事實上它是紫蘇科一年生草本植物。可像芝麻一樣炒過或磨成粉食用，亦可研磨種子提煉荏胡麻油。荏胡麻的葉子長得很像紫蘇，含有紫蘇酮，散發出與紫蘇不同的特殊香味。日本人不太喜歡葉子的味道，因此不食用荏胡麻葉；相反的，韓國人覺得荏胡麻葉的味道很香，會用荏胡麻葉包肉吃。

荏胡麻富含維他命與礦物質，多元不飽和脂肪酸的α-亞麻酸含量特別高。**α-亞麻酸在體內代謝過後就會轉變成EPA與DHA**，因此可發揮相同效果，不只能預防生活習慣病和老化，還能維持大腦功能。α-亞麻酸很容易氧化，食用荏胡麻油時請**勿加熱**，直接當成沙拉醬汁使用或用來醃漬蔬菜都很適合。

咖哩、黑巧克力

活化大腦神經細胞，延緩認知功能衰退，降低失智機率，也能改善失智病況。

咖哩的黃色來自於鬱金（薑黃），鬱金富含植物化學成分薑黃素。薑黃素可阻礙β類澱粉質蛋白堆積，還能**促進分解已經形成的老人斑**。每週吃兩到三次咖哩，即可降低罹患失智症的風險。

巧克力內含的黃烷醇可**活化大腦神經細胞**，**延緩認知功能衰退速度**。義大利拉奎拉大學（L'Aquila University）的研究團隊以九十位輕度失智症高齡患者為對象，驗證可可黃烷醇的功效，結果發現每天大量飲用黃烷醇的人，**綜合性認知指數與語言流暢度，皆明顯高過只喝少量的人**。黃烷醇屬於黃酮類化合物的一種，富含於可可含量百分之七十以上的黑巧克力和純可可裡。為了身體健康，應避免食用甜味巧克力和甜味可可亞。

第 5 章

全球頂尖團隊證實！改善、預防失智的營養素

食物中的七大營養素，要均衡攝取

人活著就要從食物獲得能量，食物含有各種營養成分，均衡攝取才能維持健康。糖分、脂質、蛋白質、維他命與礦物質稱為「五大營養素」，今年來**食物纖維**的功效受到各界注目，列入「第六大營養素」。不僅如此，具有超強抗氧化作用，有效預防老化與生活習慣病的物質群，被命名為「**植物化學成分**」，並成為最新的「第七大營養素」。

前一章提及的類胡蘿蔔素與多酚就是植物化學成分之一，其他具有代表性的植物化學成分，包括黃酮類化合物、硫化合物、皂苷……等等，各有數百到數千種，**富含於蔬菜和水果之中**。

植物化學成分是植物為了避免紫外線和病蟲害侵襲而製造的物質，也是植物色素、香氣和苦味成分，**由於人體無法自行合成，因此必須從食物中攝取**。植物化學成分與維他命類可迅速消除活性氧，保護大腦神經細胞。

▼過與不及，都有害健康

缺乏任何一種營養素都會阻礙新陳代謝，導致老化與疾病。新陳代謝就是消化吸收食物的營養成分，將其運送至身體每一處角落，轉化成人體必需能量或生成人體組織的生理機制。換句話說，**新陳代謝即為生命活動**。

均衡攝取各種營養成分是活化代謝的必要條件，現代人容易攝取過量糖分與脂質，缺乏維他命、礦物質、食物纖維和植物化學成分。光靠飲食無法均衡攝取時，不妨搭配營養補助品適度補充。

水溶性維他命可以吃下足夠攝取量的三倍，不過，脂溶性維他命和礦物質攝取過量易造成過多症，請務必遵守足夠攝取量。營養補助品的角色在於補足正常飲食缺少的營養素與分量，同樣不可過度。

地中海飲食法，失智風險降低40%

單一營養成分無法充分發揮功效，必須由多種營養素共同合作、互補互助才能徹底作用。舉例來說，具有超強抗氧化作用的維他命E，與同樣具有抗氧化作用的維他命C一起攝取，就能展現最佳效果。

美國彭博公共衛生學院（Johns Hopkins Bloomberg School of Public Health）的贊迪（Peter P. Zandi）醫師組成的研究小組，曾經針對大約四千七百名高齡族群進行調查，結果發現，**同時攝取維他命E與維他命C的人，較不易罹患阿茲海默型失智症**，實驗對象利用營養補助品或綜合維他命同時攝取維他命E與維他命C。相反的，單獨攝取維他命E或維他命C的人，則看不出預防阿茲海默型失智症的效果。

▼常偏食？小心成為失智高風險一族！

此外，日本自治醫科大學大宮醫療中心的植木彰教授組成的實驗團隊，調查阿茲海默型失智症患者的飲食內容，結果發現比起同年齡身體健康者，魚類和黃綠色蔬菜的攝取量較少，**而且阿茲海默型失智症患者有偏食傾向**。雖說偏食不一定會罹患阿茲海默型失智症，但營養成分必須相互作用才能提升效果。由此可知，均衡食用各類食物是最重要的飲食觀念。

地中海式的飲食型態有助於**預防生活習慣病**，經研究證實，其對於**維持大腦健康**也有卓越功效。**地中海飲食是以蔬菜、水果、穀類、豆類、魚、橄欖油為主，少吃肉類和乳製品，同時適度飲用紅酒的飲食型態。**根據美國哥倫比亞大學（Columbia University）的尼可勞斯・史卡米亞（Nikolaos Scarmeas）醫師和他的研究團隊所做的疫學調查，常吃地中海飲食的人比起不常吃的人，罹患阿茲海默型失智症的風險大約減少百分之四十。

食材多樣化，結合有益大腦的各種食物發揮相乘效果，避免大腦氧化。不清楚該如何搭配各種食物的讀者，在日常飲食中多用點心，盡可能同時攝取本章接下來介紹的營養成分。

第六章中的真實個案，則是說明見證者如何均衡攝取本章推薦的營養成分，改善輕度認知障礙和失智症症狀。

β-胡蘿蔔素

植物化學成分

直接影響認知能力，可從紅蘿蔔、菠菜和南瓜中攝取；防失智外，還有抗癌功效。

每日建議攝取量 ▼▼▼ 成年男性 800～850 μg RE、成年女性 650～700 μg RE

缺乏時，將導致 ▼▼▼ 肌膚粗糙、免疫力降低

β-胡蘿蔔素屬於植物化學成分，是類胡蘿蔔素的一種。被人體吸收後會因應身體需求轉換成維他命A，發揮維他命A的功效。

▼身體有需求才會轉換，無需擔心攝取過量

凡是會在體內轉換成維他命A的物質皆統稱為「**維他命原A**」，主要的維他命原A包括α-胡蘿蔔素、β-胡蘿蔔素、γ-胡蘿蔔素、玉米黃質（隱黃質）等，其中以

β-胡蘿蔔素的活性最高，是其他物質的兩倍。

維他命A攝取過度會囤積在肝臟裡，引起頭痛、關節痛、肝臟腫大等維他命A過多症。不過，**β-胡蘿蔔素會因應需求隨時轉換成維他命A，因此不會有攝取過量的問題。**

未經轉換的β-胡蘿蔔素會儲存在肝臟和脂肪組織裡，等待轉換的機會。β-胡蘿蔔素本身也具有卓越的抗氧化力，能預防細胞氧化。

▼從黃綠色蔬菜中充分攝取，遠離生活習慣病

β-胡蘿蔔素的功效認證過程十分崎嶇，很早以前科學家就發現其具有**強力的抗氧化作用**，於是進行各種研究。一九八〇年代，科學家認為β-胡蘿蔔素能有效預防癌症，很快便成為各界注目的焦點。全球五大醫學雜誌之一的英國《*The Lancet*》期刊曾經發表過一篇文章，**內容指出常吃黃綠色蔬菜，充分攝取β-胡蘿蔔素的人，即使有吸菸習慣也不容易罹患肺癌。**

此外，根據一篇一九九三年發表的報告，科學家針對大約三萬名中國農村居民進行研究調查，實驗組每天攝取β-胡蘿蔔素、維他命E與硒等營養素，對照組則不攝取，結果發現實驗組的癌症死亡率比對照組低百分之十三，研究結果符合預期。

不料，隔年一九九四年卻出現了一篇出乎眾人意料的報告。在這篇美國國際癌症研究所（International Agency for Research on Cancer，IARC）與芬蘭赫爾辛基大學（University of Helsinki）共同研究的報告中，針對住在芬蘭的三萬名男性吸菸者進行調查，投予β-胡蘿蔔素營養補助品的實驗組，比對照組的肺癌發生率還高。這項結果對全世界從事醫療研究的專家學者投下震撼彈，β-胡蘿蔔素神話就此崩潰。

話說回來，這項實驗使用的β-胡蘿蔔素是**化學合成**的營養補助品，因此有人質疑，化學合成的營養補助品是導致實驗結果的元凶，關於這項議題，各界至今仍然沒有定論。不過，**從蔬菜等正常食物攝取β-胡蘿蔔素，不會增加肺癌發生率。**

根據後來的實驗研究，充分攝取黃綠色蔬菜，積極補充β-胡蘿蔔素，確實有助於預防癌症、心肌梗塞、腦中風等生活習慣病。

日本也針對全國四十到六十九歲男女、約三萬七千人為對象，進行大規模疫學調查。二〇〇八年厚生勞動省研究組發表研究報告，證實β-胡蘿蔔素攝取不足，罹患胃癌的風險將增加兩倍。

▼β-胡蘿蔔直接影響認知能力

不僅如此，醫界也認為β-胡蘿蔔素具有預防失智症的效果。美國哈佛大學附屬布萊根婦女醫院的研究團隊，針對大約六千名男性進行調查，長期服用β-胡蘿蔔素營養補助品的人，認知能力較不容易降低。與服用安慰劑的人相較，一般認知能力、語言記憶等測驗成績則相對較高。另一方面，短期服用β-胡蘿蔔素營養補助品的人，與服用安慰劑的人，實驗結果差異不大。

此外，德國烏爾姆大學（Universität Ulm）納格爾（Gabriele Nagel）教授組成的實驗小組，檢測七十四名平均年齡七十九歲的輕度阿茲海默型失智症患者之血液，與健康人士的血液相較，結果發現維他命C和β-胡蘿蔔素的血中濃度呈現顯著性差異。至於維他命E、番茄紅素、輔酶Q10的血中濃度，則與健康人士沒有太大差異。

■富含β-胡蘿蔔素的黃綠色蔬菜

❶**紅蘿蔔**（帶皮・水煮） 8600μg ❷**菠菜**（水煮） 5400μg ❸**埃及國王菜**（生吃） 10000μg ❹**南瓜** 4000μg ❺**明日葉**（生鮮） 5300μg ❻**茼蒿**（水煮） 5300μg ❼**小松菜**（水煮） 3100μg

（以可食部位每一百公克計算β-胡蘿蔔素含量）

★富含β-胡蘿蔔素的蔬菜，與**維他命C**、**維他命E**一起攝取，不僅可強化各自功效，還能效果倍增，與**油脂**一起食用，更能提升吸收率。

維他命E

脂溶性維他命

從新鮮食物中攝取最佳，
能大幅降低罹患阿茲海默症的風險。

每日建議攝取量▼▼▼成年男性7.0mg、成年女性6.5mg
缺乏時，將導致▼▼▼溶血性貧血、手腳冰冷

維他命E有抗氧化和回春的效用，學名為「生育酚」（tocopherol），廣泛分布在身體組織之中，最重要的功能就是**保護細胞膜**，細胞膜最主要的成分是磷脂，磷脂富含多元不飽和脂肪酸，因此很容易遭到活性氧攻擊，一旦細胞膜氧化傷害細胞，就會導致老化與生活習慣病。

脂溶性維他命E隨時存在於細胞膜內，能立即消滅活性氧的毒性，避免細胞氧化。消滅過活性氧毒性的維他命E會失去功效，不過只要與維他命C結合，又能再次

恢復活性。換句話說，**維他命E可以重生，持續對抗活性氧，這就是同時攝取維他命E與維他命C，效果較好的原因。**

如上述所言，維他命E負責監測細胞膜狀態，體內缺乏維他命E時，細胞膜會氧化，容易受損。一旦紅血球膜遭到破壞，很可能引起溶血性貧血。不過只要保持正常飲食，就不會引起維他命E缺乏症，無需過度恐慌。

▼天然萃取的維他命E，預防動脈硬化效果最佳

膽固醇分成「壞的膽固醇」LDL（低密度脂蛋白）以及「好的膽固醇」HDL（高密度脂蛋白）兩種。低密度脂蛋白過度增生就會氧化，形成氧化態低密度脂蛋白，這是血管壁僵硬，造成動脈硬化的主因。維他命E可避免低密度脂蛋白氧化，增生高密度脂蛋白並預防動脈硬化。對於預防及改善腦中風、心肌梗塞、高血壓等疾病相當有幫助。利用藥物或營養補充品攝取維他命E時，應詳細確認成分標示。維他命E可分成三種，分別是從植物油中萃取，保留原有型態的「天然維他命E」；從植物

油中萃取E，加入醋酸製成的「天然型維他命E」，以及利用化學反應將原料加工製成營養品的「合成型維他命E」。相關標示分別為：天然維他命E「d-α-Tocopherol」、天然型維他命E「d-α-Tocopheryl Acetate」、合成型維他命E「dl-α-Tocopheryl Acetate」。

以活性排序，「天然」最高、「天然型」其次、「合成型」最低。天然維他命E的活性為合成型的一點五倍。**如要選擇營養補助品，請選購天然或天然型維他命E。**順帶一提，以維他命C和葉酸而言，並非天然型的效果最高。合成型（麩胺酸鈉）葉酸的吸收率比天然型（聚麩胺酸）高，選購時不妨多加注意。

▼最好從正常飲食中攝取

美國芝加哥若許大學醫學中心的研究團隊，證實了維他命E與阿茲海默型失智症之間的關係。團隊針對八百一十五名六十五歲以上、住在芝加哥且未罹患阿茲海默型失智症的高齡族群，進行詳細的飲食習慣調查。在長達四年的追蹤期間，有一百三十一人罹患阿茲海默型失智症。進一步調查發病和飲食的關係，發現維他命E攝取量最少的群組，發病機率為百分之十四點三；攝取量最多的群組，發病機率只有百分之五點九，不到一半。

此外，荷蘭的伊拉斯姆斯大學醫療中心（Erasmus University Medical Center）也發表同樣的報告。研究小組以五千三百九十五名五十五歲以上、未罹患失智症的中高齡族群為對象，調查其飲食內容。在將近十年的追蹤期間，有四百六十五人罹患失智症，其中三百六十五人確診為阿茲海默型失智症。

進一步調查發病和飲食的關係，發現**攝取較多維他命E的群組，罹患失智症與阿茲海默型失智症的機率明顯偏低**。另一方面，維他命C、β-胡蘿蔔素、黃酮類化合物則與失智症發病機率毫無關係。

從上述研究結果即可得知，維他命E確實具有預防失智症的效果。不過，營養補助品完全無效，**只有從飲食攝取的維他命E才能發揮效用。**至於造成這項差異的真正原因，至今仍未釐清。

■從食物中攝取維他命E，防失智效果佳

❶葵花油 38.7mg **❷棉籽油** 28.3mg **❸紅花油** 27.1mg **❹南瓜** 4.7mg **❺埃及國王菜** 6.5mg **❻杏仁** 29.4mg **❼蒲燒鰻魚** 4.9mg

（以可食部位每一百公克計算維他命E含量）

★植物油容易氧化，請儘早食用完畢。**與維他命C、β-胡蘿蔔素、維他命B_2、硒等營養素一起食用，更能提升抗氧化力。**

維他命C

水溶性維他命

提高免疫力、抗壓力，抑制大腦老化。代謝快，因此要積極補充，延續抗老效用。

每日建議攝取量▼▼▼成年男性100mg、成年女性100mg

缺乏時，將導致▼▼▼壞血病、感冒、身體疲勞

若說維他命E是脂溶性維他命的代名詞，維他命C就是最具代表性的水溶性維他命。維他命E存在於脂肪較多的部位，努力對抗活性氧；維他命C則在水分較多的血液發揮作用，各自堅守崗位。維他命E只要與維他命C結合就能恢復活性，不過維他命C一發揮作用就會迅速排出，因此一定要積極補充。

▼體外攝取膠原蛋白，沒有效果？

維他命C具有卓越的美肌效果，可抑制黑色素分泌，不只能預防黑斑、雀斑，還可促進膠原蛋白生成。膠原蛋白是蛋白質的一種，像黏著劑一樣負責連接細胞，強化皮膚、血管和骨骼，膠原蛋白減少或劣化，會使肌膚出現皺紋或鬆弛。

不過，由於**從體外攝取的膠原蛋白無法直接補充存在於肌膚的膠原蛋白，因此大量飲用膠原蛋白飲品或服用膠原蛋白營養品，並無法消除臉部皺紋，打造緊緻肌膚。**

誠如前文所說，膠原蛋白是蛋白質，進入體內就會分解成胺基酸，再運送至身體需要的部位，成為生成細胞或組織的原料。老實告訴各位，膠原蛋白不會直接進入肌膚之中。

在打造身體構造的蛋白質中，約三成為膠原蛋白。**沒有維他命C就無法合成膠原蛋白，微血管也會變脆弱，容易出血**——這就是壞血病的症狀。

十六到十八世紀是歐洲的大航海時代，在長途旅程中，最令人恐懼的不是海盜，而是壞血病。許多船員陸續死於壞血病，導致人心惶惶。醫界致力尋找治療壞血病的方法，最後找到了維他命C。維他命C是合成膠原蛋白不可或缺的成分。

雖說現代人的飲食習慣不容易缺乏維他命C，不過人體無法合成維他命C，請務必積極補充。

▼強化免疫力，提高抗壓力

大家都說充分攝取維他命C就不會感冒，這是因為維他命C具有提高免疫力的功效。維他命C可活化白血球，擊退病毒與細菌。

此外，**維他命C素有抗壓力維他命之美譽，感到壓力就會發揮功效**。當人受到壓力，副腎就會分泌腎上腺素，進入防衛狀態。維他命C就是在此時針對副腎作用，促進分泌腎上腺素。一旦缺乏維他命C，便無法製造足夠的腎上腺素，使人無力抵抗壓力產生的症狀。

除了不安與緊張之外，寒冷、炎熱、睡眠不足、吸菸都會產生壓力，長期處壓力狀態的人需要大量維他命C，平時一定要積極攝取。

▼維他命C不足，會加速老化！

人類和猴子無法自行合成維他命C，但老鼠可以。東京都健康長壽醫療中心與東京醫科齒科大學的研究團隊曾經做過一個實驗，利用控制基因的方式，創造出無法在體內合成維他命C的老鼠。

接著以維他命C含量較少的飼料，分別餵養人造小鼠以及正常小鼠。半年後，所有正常小鼠皆存活下來，但半數無法在體內合成維他命C的人造小鼠陸續衰老死亡。

進一步檢測維他命C的血中濃度，發現人造小鼠只有正常鼠的十分之一。而且無法自行合成維他命C的人造鼠，老化速度大約是正常鼠的四倍，因此壽命不長。從實驗結果也可得知，無法自行合成維他命C的人造鼠，大腦內部含有大量活性氧。不過，只要充分補充維他命C，就能恢復到與正常老鼠相同的數值。

由諸多研究中，證實維他命C不只可以擊退活性氧，還能抑制大腦老化。

■維他命C排出速度快，要時時補充

❶**紅椒** 170mg ❷**油菜花** 44mg ❸**綠花椰菜** 54mg ❹**抱子甘藍** 110mg ❺**柿子** 70mg ❻**柳橙汁** 22mg ❼**西印度櫻桃汁** 120mg ❽**葡萄柚汁** 38mg ❾**草莓** 62mg

（以可食部位每一百公克計算維他命C含量）

★維他命C溶於水且不耐熱，需要加熱烹調時，一定要縮短加熱時間。**快炒比水煮的加熱時間短，流失較少**。由於接觸空氣也會流失維他命C，蘿蔔泥與沙拉應在食用前製作，水果削皮後請立即食用完畢。

維他命 B_2

水溶性維他命

又稱美容維他命，提高脂質代謝；幫助分解過氧化脂質，維持大腦認知功能。

每日建議攝取量▼▼▼成年男性1.3～1.6mg、成年女性1.0～1.2mg

缺乏時，將導致▼▼▼口內炎、口角炎、禿頭、皮膚炎

維他命B_2的化學名稱為「核黃素」（riboflavin），顏色為黃色。由於這個關係，飲用維他命B_2含量較高的營養飲品時，尿液顏色會比平時黃。

▼新陳代謝不可或缺，對減肥也很有幫助

維他命B_2是新陳代謝不可或缺的維他命，可促進糖分、脂質和蛋白質代謝，提升熱量轉換效率。**對於提高脂質代謝的效果相當好，亦可幫助達到減肥目標。**

此外，維他命B_2是生成健康皮膚、頭髮和指甲的營養素，促進全身成長。具有保護黏膜的作用，亦稱為「美容維他命」、「發育維他命」。成長期的小孩和孕婦應積極攝取。

一旦體內缺乏維他命B_2，就會引發口內炎、眼睛充血等黏膜問題。黏膜天生新陳代謝特別旺盛，很容易陷入維他命B_2不足狀態。上述症狀極可能起因於維他命B_2不足，此時積極攝取即可改善。

▼多吃豬肝和乳製品，防癌抗老

維他命B_2結合谷胱甘肽過氧化物酶，可徹底分解已形成的過氧化脂質。過氧化脂質是脂質氧化後形成的有害物質，會引起動脈硬化、癌症、老化和認知障礙等問題。

谷胱甘肽過氧化物酶是一種酵素，具有卓越的抗氧化力。與維他命B_2息息相關，人體缺乏維他命B_2時，谷胱甘肽過氧化物酶的含量也會減少，無法充分發揮作用。想要消滅過氧化脂質，必須充分攝取維他命B_2，**與可抑制過氧化脂質生成的維他命E一**

起服用，效果更好。

維他命 B_2 富含於豬肝、牛奶、蒲燒鰻魚、納豆、乳製品、雞蛋、青花魚、秋刀魚等食物中，**耐熱度高，水煮熱炒皆沒問題**。唯一要注意的是，**維他命 B_2 怕光**，陽光直射便會立刻分解，因此請務必將食材保存在陰暗處，例如選購紙盒裝牛奶，比玻璃罐裝更能留住維他命 B_2。

維他命B_6

水溶性維他命

魚、肉類中最豐，降低罹患心臟病和阿茲海默型失智症的風險。

每日建議攝取量▼▼▼成年男性1.4mg、成年女性1.1mg

缺乏時，將導致▼▼▼神經障礙、皮膚炎、過敏症狀、痙攣

維他命B_6與蛋白質代謝息息相關，具有維護皮膚與黏膜健康的作用。經口攝取的蛋白質會先分解成胺基酸，再由腸道吸收，接著再次合成人體必需蛋白質，此時便需要維他命B_6的協助。分解未使用的胺基酸產生熱量時，也需要維他命B_6發揮功效。有鑑於此，**即使充分攝取蛋白質，若缺乏維他命B_6亦無法有效利用。**

人體在合成腦內神經傳導物質，諸如腎上腺素、多巴胺、血清素、GABA（γ-胺基丁酸）時，需要胺基酸的協助。維他命B_6具有促進胺基酸代謝的功效，順

利合成上述神經傳導物質。人體一旦缺乏維他命B_6，中樞神經就會異常興奮，可能出現憂鬱症狀，也可能引發失眠。

▼避免高半胱胺酸數值上升，確實降低失智風險

此外，**醫界認為維他命B群與失智症息息相關**，維他命B群不足會導致血液裡的高半胱胺酸數值偏高，高半胱胺酸屬於胺基酸的一種，已有實驗證實，數值過高容易罹患心臟病和阿茲海默型失智症。瑞典哥德堡大學和美國密西根大學的研究團隊也發表研究報告，認為高半胱胺酸數值會影響失智症的發生機率。雖然高半胱胺酸引發失智症的生理機制尚未釐清，但只要充分攝取葉酸、維他命B_6、維他命B_{12}，就能避免高半胱胺酸數值上升。

秋刀魚、鰹魚、鮭魚、鮪魚、牛肝、雞胸肉、雞肝、香蕉等食物皆富含維他命B_6，**一旦冷凍就會流失，保存時要多加注意。**由於腸內細菌也能在體內合成維他命B_6，一般來說不太會有缺乏問題，但如果長期服用抗生素或避孕藥，則容易產生不足現象。

維他命 B_{12}

水溶性維他命

影響造血和維持正常神經功能，若攝取不足，大腦將會萎縮，導致認知力低下。

每日建議攝取量▼▼▼成年男性2.4μg、成年女性2.4μg

缺乏時，將導致▼▼▼惡性貧血、神經障礙

維他命 B_{12} 含有鈷，因此呈暗紅色，也稱為「紅色維他命」。人體必需量遠比其他維他命少，卻是**造血**與**維持神經功能**不可或缺的營養素，具有舉足輕重的地位。

▼維持正常神經作用，預防失智

維他命 B_{12} 與葉酸結合，可以促進紅血球的血紅蛋白合成。紅血球在骨髓製造而成，最初呈現最原始的型態，在成熟的過程裡生成血紅蛋白，最後成長為正常的紅血

球。人體缺乏維他命 B_{12} 便無法製造成熟的紅血球，此時骨髓只能產生巨胚紅血球釋入血液裡，在體內循環的紅血球數量也會愈來愈少，最後導致貧血，這就是「惡性貧血」。維他命 B_{12} 也與核酸、蛋白質、脂質的合成有關，**同時具有維持正常神經功能的作用，有效預防失智症。**

英國牛津大學（University of Oxford）研究小組曾經針對一千六百四十八人，研究維他命 B_{12} 以及葉酸各自與認知功能之間的關係。結果發現，**維他命 B_{12} 的血中濃度愈高，認知功能衰退程度就愈慢；相反的，濃度愈低，認知功能就會急速衰退。**另一方面，葉酸則看不出關聯性。

▼吃全素者、全胃切除者易缺乏，須額外補充

此外，美國芝加哥若許大學醫學中心也針對當地一百二十一名高齡族群進行追蹤調查結果發現，**缺乏維他命 B_{12} 會導致大腦萎縮，記憶力與認知功能低下。**維他命 B_{12} 能活化與形成記憶有關的神經細胞，保護包覆神經細胞的髓鞘（包裹在某些神經元的軸

突外，具有絕緣作用並提高神經傳導速度的脂肪組織），體內一旦缺乏維他命B_{12}，髓鞘就會遭到破壞，導致大腦迅速萎縮。

由於維他命B_{12}富含在肉類、魚類、蛋、乳製品等動物性食品中，吃全素者容易產生維他命B_{12}缺乏症，接受全胃切除手術的患者以及罹患萎縮性胃炎的高齡族群也要特別注意。

葉酸

水溶性維他命

強化神經細胞，促進腦內活動，延緩大腦萎縮速度，孕婦需大量攝取。

每日建議攝取量▼▼▼成年男性240µg、成年女性240µg

缺乏時，將導致▼▼▼葉酸缺乏性貧血（巨胚紅血球貧血）、口內炎、記憶障礙

葉酸屬於維他命B群之一，**B群的特性就是透過相互合作發揮作用**，一旦缺乏其中一樣，就算充分攝取其他維他命也無法確實展現功效。葉酸與維他命B_{12}的關係特別深厚，相互結合可製造紅血球，合成核酸與蛋白質。核酸帶有大量基因訊號，負責控制細胞分裂與增生。

胎兒期是人一生中細胞分裂最旺盛的時期，此時若缺乏葉酸，就會導致發育遲緩、腦神經異常等問題，這就是醫生建議孕婦每天應攝取四百微克葉酸的原因。葉酸可強化神經細胞功能，促進腦內神經傳導物質產生，具有預防失智症的功效。

▼降低罹患阿茲海默症的機率，應與維他命B_{12}一起攝取

美國加州大學爾灣分校針對五百七十九名未罹患失智症的六十歲以上高齡族群進行追蹤調查，在平均追蹤九・三年的期間內，共有五十七人罹患阿茲海默型失智症。進一步研究維他命攝取量與阿茲海默型失智症之間的關係，結果發現**每天攝取超過四百微克葉酸者，罹患阿茲海默型失智症的機率降低百分之五十五**。

此外，荷蘭研究團隊將八百一十八名五十～七十五歲的健康人士分成兩組，其中一組每天攝取〇・八微克葉酸，另一組投予安慰劑，研究期間長達三年。結果發現攝取葉酸的群組比服用安慰劑的群組，記憶力年輕五・五年、認知速度也年輕一・九年。不僅如此，也有研究報告指出，**服用維他命B群（葉酸、維他命B_6、維他命B_{12}），最多可延緩大腦萎縮速度百分之五十三**。

油菜花、菠菜、毛豆、埃及國王菜、綠花椰菜、豬肝等食物富含葉酸，均衡食用蔬菜和動物性食物，即可有效攝取B群。為了讓葉酸發揮效果，記得要與維他命B_6及維他命B_{12}一起攝取。

蝦青素

類胡蘿蔔素、葉黃素類

抗氧化力超強，具美顏、抗老效果；可直達大腦，發揮提高認知力的效用。

每日建議攝取量▼▼▼2～6mg

蝦青素和β-胡蘿蔔素、番茄紅素同屬於類胡蘿蔔素，是一種富含在**鮭魚**、**蝦子**、**螃蟹**、**鮭魚子**等食物中的紅色色素。蝦子和螃蟹內含的蝦青素與蛋白質結合，因此顏色較暗沉，加熱後蛋白質會與蝦青素分離，恢復原本的紅色。

蝦青素的抗氧化力非常強，有一派學說認為其抗氧化力是**β-胡蘿蔔素的一百倍**、**維他命E的一千倍**，被譽為功效最強的類胡蘿蔔素。

蝦青素也是幫助鮭魚逆流返鄉的動力。鮭魚肉原本是白色的，進入產卵期後，為了因應嚴峻挑戰，便在肌肉儲備蝦青素，魚肉才變成紅色。

鮭魚會在產卵期回到原本生長的河川裡，一天要逆著湍急河流往上游十幾公里。雖然激烈運動和紫外線會產生大量活性氧，但蝦青素則能徹底消除活性氧，維護鮭魚健康。

抵達目的地之後，鮭魚會在淺灘產卵。雌鮭魚將自己身體裡的蝦青素移轉至鮭魚卵上，因此鮭魚卵的紅色外觀具有抵抗紫外線傷害的功效。

▼可保護細胞膜，美容效果極佳

蝦青素在人體中只要與其他抗氧化物質結合，就能避免活性氧傷害細胞膜。維他命E儲存在細胞膜內側，β-胡蘿蔔素則存在於細胞膜中央，相較之下，蝦青素遍布於細胞膜的每一處角落，這就是其被稱為最強類胡蘿蔔素的原因。

不僅如此，蝦青素也能針對照射紫外線後生成的「單重態氧」（Singlet Oxygen）發揮強力功效，這種活性氧是導致肌膚產生黑斑、皺紋和鬆弛的元凶。

過去的蝦青素必須從磷蝦身上萃取，最大的缺點就是成本昂貴。如今可從紅球藻萃取，成本大幅降低，因此廣泛運用在營養補助品和化妝保養品上，蝦青素還具有防曬功能，可抑制黑色素生成。

▼直達大腦，實際改善認知反應和記憶力

蝦青素不只能保養肌膚，還能預防癌症和動脈硬化等生活習慣病，避免老化，近來更因為其有助於改善失智症備受各界關注。

蝦青素是少數可通過血腦屏障直達大腦的抗氧化物質之一，血腦屏障就像是大腦的關口，維他命E和β-胡蘿蔔素都無法通過，蝦青素卻能順利通過。

日本順天堂大學白澤卓二教授帶領的研究小組，注意到蝦青素的功能，詳細調查其對於大腦功能的影響。以十名感到自己愈老愈健忘的五十到六十九歲男性為對象，連續十二週投予蝦青素，檢測受驗者的認知反應速度。

研究小組出了五道題目，包括「判斷螢幕上出現的撲克牌顏色，並按下紅色或黑

攝取蝦青素，十二周就能明顯改善認知功能

■認知功能檢查（Cog Health）的反應時間

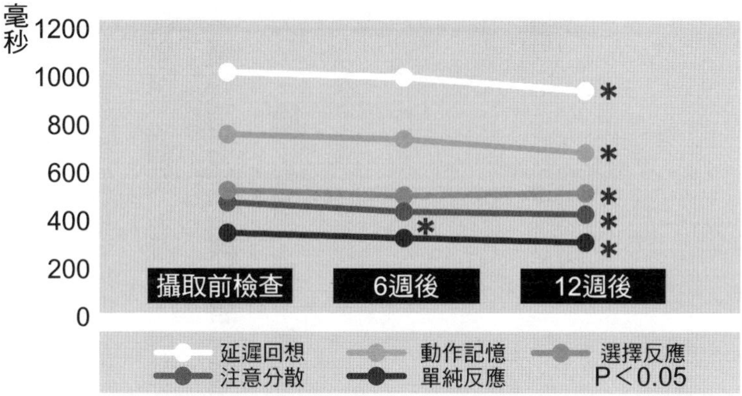

比較攝取蝦青素前後數值，所有檢查項目的反應時間都變短，證實認知功能獲得改善。

色按鈕」、「畫面上的撲克牌從背面翻至正面時請立刻按鈕」等，結果發現所有項目的反應速度都變快，記憶力也獲得改善。由此可見，蝦青素具有改善大腦認知功能的效果。

此外，不只是血腦屏障，蝦青素還能通過「血液視網膜障壁」（blood-retinal barrier）。血液視網膜障壁是一種可以避免視網膜遭受有害物質侵襲的防禦機制，只有少數成分能通過，菠菜富含的葉黃素與玉米黃素即為一例。

眼睛隨時隨地都暴露在活性氧之下，很容易氧化。蝦青素可以去除視網

膜生成的活性氧，**預防黃斑部病變和白內障等眼疾，有效改善眼睛疲勞**。

一百公克的**紅鮭魚肉片**中，含有約三毫克蝦青素。根據實驗結果，每天攝取〇・六毫克以上，就能抑制低密度脂蛋白（ＬＤＬ，又稱壞膽固醇）氧化。若攝取量達六毫克，其功效可以遍及全身。一般鮭魚只要兩片，攝取量就能達到六毫克。

蝦青素屬於脂溶性，**與油脂一起攝取可提升吸收率**，直接用油煎或裹粉煎，是最好的烹調方法。除了鮭魚之外，鯛魚、紅金眼鯛、石狗公等魚類也含有大量蝦青素。

銀杏葉精華

植物化學成分、黃酮類化合物、類萜

促進血液循環，增加大腦和心臟血流量，預防血管型和阿茲海默型失智。

每日建議攝取量▼▼▼120～240mg

科學研究已經證實，銀杏葉精華不能增加記憶力，但是它具有促進血液循環、預防失智症等效果，在德國等歐洲國家是很常見的醫藥品。

銀杏葉精華的有效成分大致可分成黃酮類化合物和類萜，黃酮類化合物屬於黃色色素，目前已確認的成分多達十三種，蘆丁、槲皮素皆為其中的一分子。其中包括六種銀杏葉精華特有的「雙黃酮體」，這是活性相當強的黃酮類化合物。

上述黃酮類化合物具有超強抗氧化力，除了能消除活性氧之外，還可以擴張末梢血管，促進血液循環，增加流向大腦和心臟的血流量。

類萜是植物香氣和樹液成分，銀杏葉裡的銀杏苦內酯和白果內酯為特有成分。銀杏苦內酯存在於年輕的銀杏樹葉子和根部，是歐洲常見的草本植物，在日本的地位可媲美漢方藥材。

▼增加海馬迴血流量，穩定神經細胞信號

銀杏苦內酯具有阻礙血小板凝固，避免形成血栓的作用。此外，亦可抑制過敏原PAF發揮作用，紓解氣喘等過敏症狀。

另一個特有成分白果內酯會**大量增加大腦海馬迴周邊血流量**，海馬迴是主掌記憶的重要部位。不僅如此，白果內酯也有助於**穩定腦內神經細胞的電子信號**，預防神經細胞衰亡。

上述成分互相結合，發揮相乘效果，使得銀杏葉精華有助於促進大腦血液循環，**對於預防血管型失智症和阿茲海默型失智症相當有效**。

銀杏葉精華含有過敏物質白果酸，泡銀杏茶飲用時**應避免使用生的銀杏葉**。選購銀杏葉精華時，一定要買確實去除白果酸，同時含有百分之二十四到二十五黃酮類化合物，以及類萜含量超過百分之六的產品。孕婦、哺乳婦女與服用抗血栓劑、抗血液凝固劑的患者請勿食用。

阿魏酸

化學植物成分、多酚

糙米中含量豐，也是常見的食品添加物；能降低大腦氧化機率，避免認知障礙。

每日建議攝取量 ▼▼▼ 200 mg

阿魏酸是製造植物細胞壁的多酚，富含於糙米、米糠、麩（小麥屑皮）裡。**具有超強抗氧化力，被當成食品的抗氧化劑與防變色劑**，廣泛運用在蔬菜、水果、餅乾、海鮮、火腿、香腸等食物之中。

曾有一篇研究報告指出，科學家持續餵真鯛吃阿魏酸和γ-穀維素長達九十八天，結果發現其色調比沒吃阿魏酸和γ-穀維素的真鯛鮮豔。由此可見，這兩項營養素具有抗氧化功效，避免鯛魚本身含有的蝦青素及葉黃素等類胡蘿蔔素氧化。

γ-穀維素是從米糠萃取出的成分，富含阿魏酸，與阿魏酸同樣是經過許可的食品添加物。此外，阿魏酸能強力吸收有害的紫外線，抑制黑色素生成，因此也是美白和防曬保養品常用成分。

▼預防大腦氧化，降低阿茲海默型失智症機率

阿魏酸也有助於預防生活習慣病，經實驗證實，阿魏酸可以抑制大腸癌發生，因此有廠商從米糠萃取阿魏酸，研發出可預防大腸癌的抗癌物質。不僅如此，阿魏酸亦具備**降血壓**、**降血糖值**等作用。

此外，科學家曾經針對高齡發作的輕度阿茲海默型失智症患者進行研究，每天投予兩百毫克阿魏酸，結果發現症狀大幅改善，因此斷定阿魏酸也能有效改善阿茲海默型失智症。由此可見，**阿魏酸有助於預防大腦氧化，避免導致阿茲海默型失智症的β類澱粉質蛋白傷害神經細胞**。

科學家做過一個實驗，針對因β類澱粉質蛋白導致學習記憶力衰退的小鼠投予阿

魏酸，成功使其學習記憶力恢復到正常狀態。另一項研究報告指出，長期投予阿魏酸的大鼠，**可降低大腦氧化機率，不容易引起認知障礙**。綜合上述報告結果，阿魏酸確實具備預防並改善失智症，提升學習記憶力的作用。

由於白米中的阿魏酸含量微乎其微，請務必積極攝取**糙米、發芽糙米與全麥麵包**等主食。

DHA
多元不飽和脂肪酸

預防失智最有效，只能從食物中攝取，人體無法合成，新鮮魚類中含量最多。

每日建議攝取量▼▼▼1～2g

DHA屬於「n-3系列」的多元不飽和脂肪酸之一，**由於人體無法合成，必須從食物中攝取。**α-亞麻酸與EPA也是n-3系列的其中一分子。

科學家發現住在格陵蘭島的原住民因紐特人，很少罹患動脈硬化、腦梗塞、心肌梗塞等疾病，於是開始注意他們的飲食習慣。研究之後發現，這一切都是魚類內含的DHA與EPA產生的功效。

▼嬰幼兒期的腦神經會快速成長，需大量攝取

ＤＨＡ與ＥＰＡ皆具有降低低密度脂蛋白、增加高密度脂蛋白之功效，ＥＰＡ可溶解血栓，淨化血液；另一方面，ＤＨＡ則能軟化血管壁以及紅血球細胞膜，改善血液循環。

由此可見，這兩大營養素都能有效預防動脈硬化、高血壓和高膽固醇血症等生活習慣病，兩者最顯著的差異在於ＤＨＡ遍布大腦內部，以磷脂的型態存在於大腦裡，具有舉足輕重的地位。

女性懷孕時若沒有充分攝取ＤＨＡ，容易導致胎兒發育不健全。**乳幼兒期是人類一生中大腦神經細胞急速發展的時期**，此時需要大量ＤＨＡ，這也是嬰幼兒奶粉廠商在奶粉裡添加ＤＨＡ的原因。

▼維持並改善認知功能，提升記憶和運動能力

ＤＨＡ是唯一可以通過血腦屏障的脂肪酸，大量分布於主掌記憶與學習的海馬迴

附近。可幫助血液循環，強化神經細胞功能，促進神經細胞發達，順利傳送大腦信號，修復受損細胞，功效相當廣泛。有鑑於此，科學家認為DHA不僅能提升記憶力和學習能力，亦可有效改善失智症。

日本島根大學醫學部橋本道男副教授組成的研究小組，利用添加DHA的魚肉香腸驗證DHA功效。

研究小組將一百零六位六十五歲以上的當地居民分成兩組，一組每天吃兩根添加DHA的強化香腸，另一組則每天吃兩根普通香腸，每半年檢測兩組的記憶力和運動能力。結果發現每天吃強化香腸的群組，在認知功能及運動能力上皆獲得改善，吃普通香腸的群組兩者數值皆呈現下降趨勢——由此可見，DHA具有維持並改善認知功能的效果。

京都大學IPS細胞研究所與長崎大學研究團隊，解開阿茲海默型失智症部分發作機制，並指出**適當濃度的DHA有助於抑制阿茲海默型失智症的發生**。

研究團隊從四名阿茲海默型失智症患者身上萃取出IPS細胞，將其分化至腦神經細胞，驗證ＤＨＡ的功效：在堆積β類澱粉質蛋白的細胞裡投予低濃度ＤＨＡ，發現可減輕細胞內壓力，減緩細胞死亡的速度；不過，若使用高濃度ＤＨＡ，反而導致壓力增加。

關於ＤＨＡ抑制阿茲海默型失智症的效果，國外也進行了許多研究。美國塔夫茨大學針對平均年齡七十六歲的八百九十九名男女進行追蹤調查，ＤＨＡ血液濃度名列前四分之一的人，比排名較後面的人，罹患阿茲海默型失智症比例低百分之三十九。這些人平均每週吃一百八十到兩百七十克魚類。

由此可知，**ＤＨＡ可說是最有效抑制阿茲海默型失智症發作的營養成分**，受到外界高度期待。

▼護眼、抗壓、抗過敏，新鮮魚類中含量最豐

ＤＨＡ具有持續集中力與穩定精神的作用，亦可減緩壓力時的攻擊性，是幼童與年輕人最應該充分攝取的營養成分。

此外，ＤＨＡ也能阻礙過敏物質環氧合酶發揮作用，**抑制異位性皮膚炎、花粉症和氣喘等過敏症狀**。ＤＨＡ大量存在於視網膜，可強化眼睛機能，有助於改善視力、提升動態視力。

ＤＨＡ富含於鮪魚、鰤魚、青花魚、秋刀魚等**青背魚**以及鰻魚中，每天吃一百公克就能滿足必要攝取量。值得注意的是，**ＤＨＡ容易氧化，請務必選擇新鮮魚類**，調理時也要留住油脂。

攝取DHA和EPA，一年後明顯改善記憶力

■有無攝取DHA和EPA的兩組人，一年後在紅血球膜脂肪酸和簡短智能測驗（MMSE）結果上的變化如下。

	人數（男／女）	年齡	HDS-R	MMSE	FAB
對照組	54（21／33）	73±1	28±0.4	28±0.4	15±0.3
強化香腸組	57（20／37）	72±1	28±0.5	28±0.5	15±0.3

※強化香腸組一天吃兩根DHA・EPA強化香腸或橄欖油強化香腸。

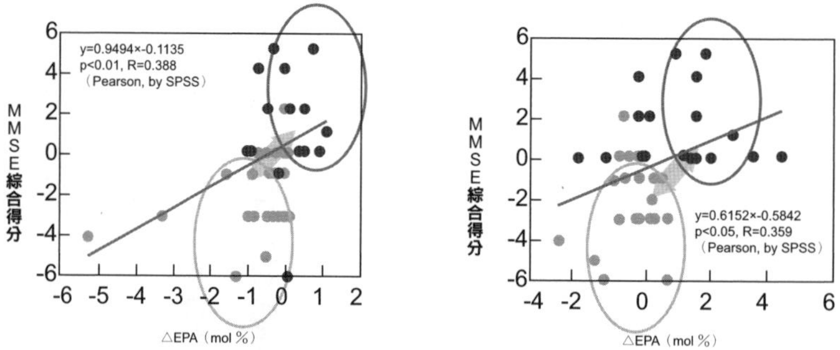

• 對照組　• DHA、EPA強化香腸組

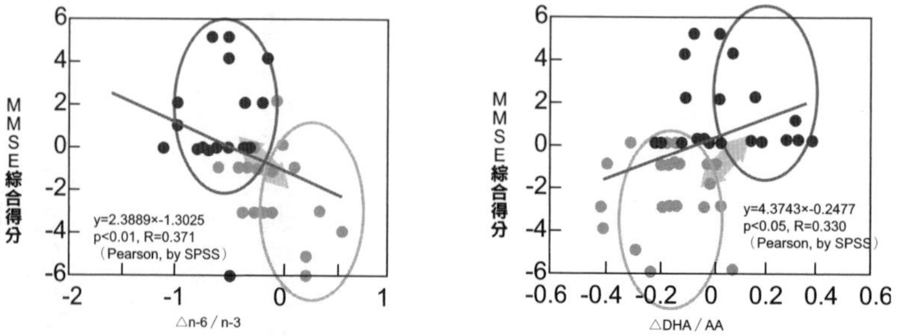

★結果證實，食用含有DHA、EPA的強化香腸，能有效延緩認知功能隨年齡下降的風險。

磷脂絲胺酸

脂質

富含於牛、豬內臟和黃豆等食物中，讓老化的大腦變年輕，改善認知、記憶障礙。

每日建議攝取量▼▼▼100～300mg

磷脂絲胺酸是構成細胞膜的磷脂質之一，人體所有細胞都存在著磷脂絲胺酸，負責吸收營養素和排出老廢物質，功能相當重要。

磷脂絲胺酸富含於大腦，素有「大腦營養素」之稱，負責增加神經傳導物質，例如乙醯膽鹼、多巴胺和血清素等釋出量。由於其作用有助於**傳導訊息**，醫界認為能改善認知障礙、記憶障礙和阿茲海默型失智症。

切納基（Cenacchi）的研究小組曾針對罹患中度至重度失認症的高齡患者，連續六個月每天投予三百毫克磷脂絲胺酸，驗證其效果。結果發現，投予磷脂絲胺酸的實驗組與投予安慰劑的對照組相較，認識力出現顯著改善。

▼只要十二週，記憶力明顯改善

此外，克魯克（Crook）研究小組也以一百四十九名因年齡增長引起記憶障礙的患者為對象，投予磷脂絲胺酸或安慰劑十二週，一天吃三百毫克，確認其效果。結果發現，投予磷脂絲胺酸的實驗組，在記人名、認臉、記電話號碼等項目皆呈現顯著改善。即使是實驗開始時成績最差的人也展現極大效果。

研究初期使用的是從牛腦萃取的磷脂絲胺酸，受到狂牛病影響，後來改用黃豆萃取磷脂絲胺酸。從黃豆萃取的磷脂絲胺酸，效能比從牛腦萃取的磷脂絲胺酸高，尤其在記人名這一項的效果最好，年輕了十四歲之多；換句話說，六十六歲的人獲得的成績與五十二歲的人無異。

磷脂絲胺酸富含於**牛與豬的內臟**、**青花魚**、**太平洋鯡**、**鰻魚**、**黃豆**等食物，**與銀杏葉精華、DHA、EPA一起攝取，效果更好**。素食者以及不愛吃肉的銀髮族容易不足，一定要特別注意。

三個月內，讓大腦年輕十四歲

● 介紹人名後，是否能馬上記住？

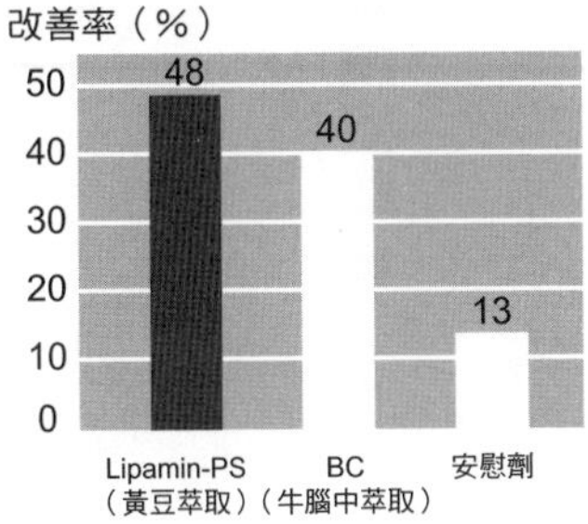

● 介紹人名一小時後，是否能記住？

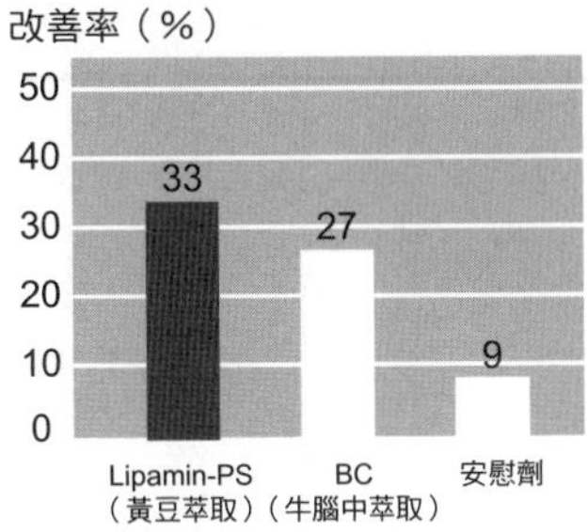

● 文書資料的學習和記憶力

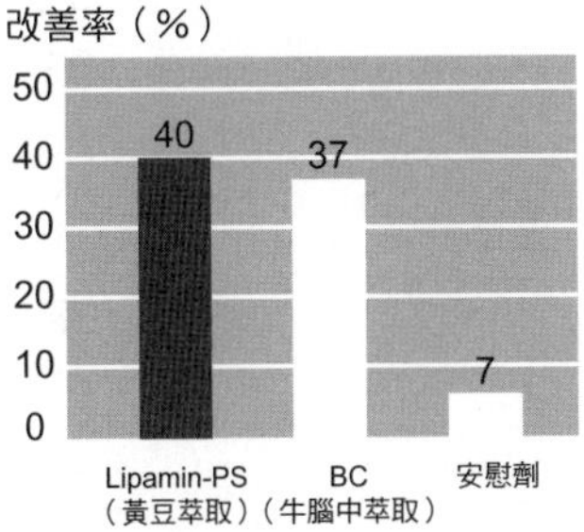

投與磷絲胺酸的實驗組，
三種受測項目皆大幅改善。

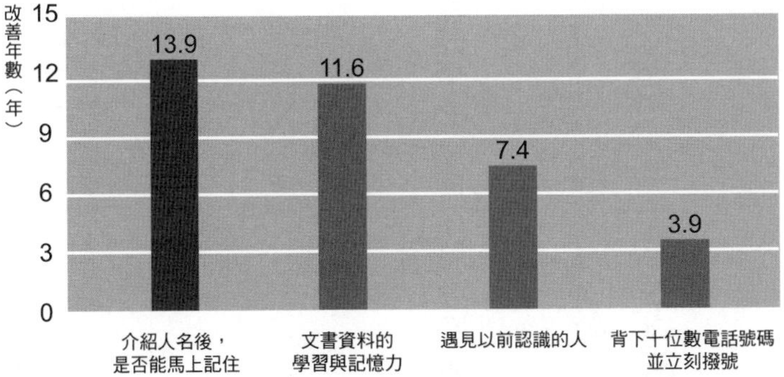

★人名記憶力的改善最明顯，大腦最多可年輕14歲。

GABA 胺基酸

熟睡期生成量最高，能促進大腦代謝；多吃味增、泡菜和紅酒也能攝取到。

每日建議攝取量▼▼▼20～50mg

ＧＡＢＡ屬於胺基酸的一種，是「γ-胺基丁酸」的簡稱，多存在於大腦與脊髓，發揮**神經傳導物質**之作用。

雖然ＧＡＢＡ是由谷胺酸合成的物質，但作用與谷胺酸相反。谷胺酸會使神經細胞興奮，但ＧＡＢＡ會抑制神經細胞興奮。當兩者維持平衡相互作用，就能達到穩定精神的效果。

▼攝取不足容易失眠，進而影響大腦代謝

當一個人感到壓力或興奮，身體會大量分泌腎上腺素，GABA可以抑制分泌，放鬆身心。減輕焦躁和不安情緒，舒緩肌肉緊張，提升睡眠品質。

根據上述結果，醫界認為GABA具有**穩定精神、緩和壓力**等作用。今年來市面上也推出各式各樣添加GABA成分的食品，由於其有助於降低血壓，被日本政府列入特定保健用食品。

此外，GABA也能活化內臟功能，**提高基礎代謝**，抑制膽固醇與中性脂肪囤積，因此具有**預防肥胖與糖尿病**等效果。

GABA具有改善大腦血流狀況，增加氧氣供給量，促進代謝之功效，可活化大腦功能，因此醫界認為其有助於提升記憶力和學習能力，抑制失智症之產生。

GABA會在睡眠期間生成，其中尤以熟睡期的生成量最高。失眠者體內的GABA含量容易不足，一點小事就會感到緊張，愈來愈睡不著，陷入惡性循環裡。有失眠情形的人請務必積極攝取GABA。

過去醫界認為從食品攝取GABA的成效不彰，但根據最近的研究結果，經口攝取的GABA也能通過血腦屏障，直接作用於大腦。

GABA富含於**發芽糙米、味噌、醬油、泡菜、醬菜、茶葉與紅酒**裡，與可促進蛋白質代謝的**維他命B**$_6$一起攝取，效果更好。

管花肉蓯蓉精華

又稱「沙漠人蔘」，可提高免疫力、修復大腦細胞，有助改善記憶力。

每日建議攝取量▼▼▼100～400mg

管花肉蓯蓉的學名為「Cistanche tubulosa」，是生長在塔克拉瑪干沙漠等地，寄生於紅柳（檉柳屬植物）的多年生植物，亦稱為「沙漠人蔘」，是中國極為珍貴的植物。塔克拉瑪干沙漠的和田市是中國知名的長壽地區，百歲以上的人瑞比例為中國第一，長壽祕訣就在於當地居民常吃的管花肉蓯蓉。

管花肉蓯蓉精華富含松果菊苷、阿克苷等健康成分，前者是藥草紫錐花的主成分，具有**提高免疫力**之功效，可預防感冒、流行性感冒和傳染病。後者阿克苷是多酚的一種，具有超強抗氧化力，**其效力是維他命C的五倍**。除此之外，亦可擴張血管，促進血液循環，消除疲勞。

▼修復受損腦細胞，強化大腦功能，有助預防阿茲海默症

在中國，管花肉蓯蓉屬於中藥，常用於治療阿茲海默型失智症，在日本則被當成食材。北京大學等研究團隊曾經利用小鼠驗證管花肉蓯蓉精華的功效。研究團隊刻意讓小鼠產生學習障礙和記憶障礙，接著投予管花肉蓯蓉精華，結果發現學習障礙和記憶障礙皆出現明顯改善，測試數值與正常小鼠無異。此外，回想短暫記憶資訊的能力也漸入佳境。

管花肉蓯蓉精華除了可以**修復遭受損傷的大腦神經細胞**之外，還可抑制活性氧生成，保護神經細胞，不僅如此，亦可**促進神經細胞增殖，強化大腦功能**，有效預防失智症。

根據最近研究顯示，與管花肉蓯蓉同屬於列當科的肉蓯蓉，可避免大腦海馬迴產

生細胞凋亡（細胞死亡）現象，具有預防腦梗塞與阿茲海默型失智症之功效，醫界認為可發揮與管花肉蓯蓉相同作用。

■活腦抗老，有效改善失智症的其他營養成分

β-隱黃質	屬於類蘿蔔素的一種，**是柑橘類水果的黃色色素**。可抑制皮膚癌與大腸癌之發生，富含於溫州蜜柑、柿子、琵琶、鳳梨等水果。
岩藻黃素	屬於類蘿蔔素的一種，為橘色色素。具有超強抗氧化力，有效預防動脈硬化、腦中風、心肌梗塞等。**除了可以促進糖分代謝，預防糖尿病，還具有抗癌、抗肥胖與消炎作用**。富含於昆布、海帶芽、愛森藻等褐藻類食物。
辣椒紅素	屬於類蘿蔔素的一種，為紅色色素。具有與番茄紅素同等級的抗氧化力，**有助於減少壞的膽固醇，增加好的膽固醇**。此外，亦可預防因年齡增長導致的記憶力和學習能力衰退，富含於紅椒中。
芝麻素	在芝麻內含的木酚素類中，芝麻素的抗氧化力最強。效果直達肝臟，強化肝臟細胞。**有效預防細胞老化，維持血管健康**。

第 6 章

活腦飲食和營養素，遠離老化健忘、改善失智

11個患者的見證實例

case 1 原本口齒不清的叔叔，又能讀報、騎腳踏車

見證人：圓尾千代子 65歲

我的叔叔今年八十三歲，平時一個人住。由於膝蓋疼痛、無法走路，每週三天請看護來家裡幫忙。

有一天，叔叔說自己年紀大了，想要報廢汽車，去辦相關手續時，發現「登記用的印鑑不見了」，引起軒然大波，最後還報警處理。他也曾因為東西不見，在房子裡到處裝竊聽器。

以上種種讓我十分擔心他的身體狀況，去年二月拜託看護帶他去看醫生。診斷結果發現，他的**大腦開始萎縮**，確定罹患**阿茲海默型失智症**，醫生開立愛憶欣進行治療。叔叔本身深受打擊，終日惶惶不安，心情不寧，說一些毫無意義的胡話……不久開始出現口齒不清的狀況。

有一天他說：「我已經不能看報了，把報紙退了吧！」整個人垂頭喪氣，實在無法讓他一個人在家裡；之後更大吵大鬧地尋死，不時情緒低落……正當我不知該如何是好的時候，聽朋友說有些營養成分有助於改善失智症。老實說，當時只要有人說什麼東西有效，我都會讓叔叔試試看。

▼原本無法和人對話，一個月後能自己去購物

光靠日常飲食無法攝取足夠營養成分，因此我建議叔叔除了服用愛憶欣之外，也搭配DHA等營養補助品一起吃。

一個月之後，也就是四月，我跟叔叔見面，沒想到他在看報紙，我還以為他退訂了呢！我問他怎麼回事，他說：「因為太無聊了，所以又開始訂報紙。」這個結果真令我驚訝。**之前連說話都有問題，完全沒辦法跟別人對話的叔叔，現在竟然可以清楚地說完整句話**。回去時，他跟我說：「路上小心喔。」溫暖的關心之情溢於言表。

到了五月，他跟我說想騎腳踏車、想要自己去購物。看到叔叔一天比一天健康，我真的很慶幸當時聽了朋友的話。

case 2

媽媽記起女兒的名字，需照護度也下降了

見證人：佐藤美代子 64歲

母親今年九十二歲，五、六年前大腿骨骨折，住院後罹患失智症，被醫生診斷需照護度為四。她以前都一個人住，現在這樣沒辦法讓她繼續獨居，因此我除了照顧哥哥之外，也將媽媽接過來住。

我曾考慮將他們送到安養院，但哥哥說什麼都想待在家裡，於是我只好負起照顧兩人的責任。

有時候也會利用福利機構的短期照顧服務，**但只要換環境，媽媽的失智症就會變嚴重**。每次回家都會問我：「妳叫什麼名字？」「謝謝妳一直照顧我，妳一個月賺多少錢？我得幫妳加薪才行。」「妳什麼時候回家？」每次都讓我覺得很受傷。不只如此，媽媽晚上每隔兩小時就要上廁所，照顧她真的很累。

▼進展不快，但改善效果非常明顯

就在此時，我聽說有些營養成分可以改善失智症，於是先買了維他命B群給媽媽吃。雖然改善速度很慢，但真的看得到效果，**媽媽記起我的名字了！而且意識也比以前清楚，還能跟我對話聊天。**

政府規定需照護度每年就要檢查一次，**原本需照護度四的媽媽，隔年接受檢查時竟然降到需照護度二**，這個結果真的讓我很驚訝，就連醫生也不可置信，直說：「我只知道需照護度會愈來愈嚴重，沒看過變輕微的案例！」

去年五月，媽媽罹患疝氣，接受全身麻醉的手術並住院療養。那段期間失智症狀稍微變嚴重，出院後我繼續讓媽媽吃營養補助食品，不久便恢復到住院前的狀態。

看到媽媽的改變，我知道營養成分真的有效，於是我也開始吃，結果發現效果不只是改善失智症而已。我先生因為帶狀皰疹而失聰，醫生說無法治癒，和我一起服用營養品後，竟逐漸恢復聽覺，往後我們還會繼續服用下去。

case 3

因失智出現難以照護的問題行為，全都改善了！

見證人：關口順子 49歲

媽媽在四年前被診斷出罹患阿茲海默型失智症，開始服用愛憶欣。差不多同一時間，她出現許多**問題行為**，例如不時起立坐下、開鎖上鎖、開關抽屜等等，接著出現健忘症狀，很快地失去了語言能力。從該年二月起，又出現腰痛和關節痛等症狀，到最後失去行走的意願。

▼健忘、疼痛、失行……周邊症狀大幅改善

為了改善這個狀況，我將她送去養護設施，接受日間照顧。希望能透過日間照顧的環境，與其他老人來往，配合團體生活，做做體操，藉此改善失智症。

正好這個時候，我聽說有些營養成分可以改善失智症，於是馬上買來給媽媽吃。

不久後發現，之前的問題行為明顯改善，幫忙日間照顧的照護人員也說我媽媽看起來開朗多了，而且充滿幹勁，願意主動去做許多事情。這個結果真令我驚訝。不只如此，媽媽的聽力也變好了，開始可以講電話，也願意使用吸塵器。

接受日間照顧時，開始對上次說的事情產生反應，**手腳活動速度變快，自言自語的狀況減少了，減輕不少照護人員的負擔**。媽媽的血壓值原本處於低血壓邊緣，現在則回到正常值的一百一十到一百二十毫米汞柱。

日間照顧的照護人員都知道媽媽每天吃有助於改善失智症的營養成分，而且只要媽媽忘記吃，當天上午的血壓就會偏低，整個人無精打采，一看就知道媽媽忘記吃營養補助品。停止服用愛憶欣時，有一段時間媽媽會不停交叉揮動雙手，現在已經完全停下來。

後來去醫院檢查時，主治醫生說母親的病情比想像中恢復得還要好，**已經不再變嚴重了**，健康檢查也沒發現任何問題，今後我會繼續讓她吃相關的營養補助品。

case 4

重拾興趣並願意和人互動，母親重新找回自己

見證人：川本Ikue　66歲

九十五歲的媽媽有一天突然無法自己洗澡，言行舉止也變得很奇怪，我爸爸早在二十年前過世，媽媽卻說：「妳爸爸還沒回家。」不僅如此，她沒辦法說出完整的句子，每次看電視音量都開很大；我有一個經常來家裡玩的老朋友，媽媽也想不起對方的名字。當時我已做好心理準備，接受媽媽罹患失智症的事實。

後來媽媽因為老化開始健忘，醫院認定她的需照護度為二，我到處尋找適合的日間照顧機構，希望能每天幫媽媽洗澡。

最後終於找到一家使用溫泉泡澡水的照顧機構，而且照護人員都很親切，讓我安心將媽媽託付給他們。遺憾的是，媽媽一直無法融入新環境，好不容易找到適合的日間照顧機構，她卻不願意洗澡。每天去那裡，然後什麼也不做地回家。就在這個時

候，我聽說有些營養成分可以改善失智症，於是讓媽媽在服用控制血壓的藥物時，搭配營養輔助品。

▼血壓恢復正常，願意和人互動、聊天

結果發現原本維持在兩百毫米汞柱的收縮壓，一週後竟然降到一百六十左右，一年兩個月後更降至一百二十左右。一週只要吃兩、三次控制血壓的藥物即可。不僅如此，媽媽的狀況也開始出現變化：過去完全沒辦法和別人說話，現在則能與身旁的人聊天，連我朋友的名字也想起來了。

沒多久，她跟我說在日間照顧機構待得很開心，原本一週兩天增加到三天。而且她也願意洗澡了。在日間照顧機構，她會搶著幫忙洗碗，**照護人員說我媽媽變化很大，在家裡也是如此，改善的速度讓我很驚訝**。

失智前的媽媽一直很喜歡種藍莓，現在又重拾這個興趣，並自己採收果實做成果醬，也會一個人拿著步行輔助器外出散步……**她又回到以前的自己了**。

半年後再次接受檢查，發現需照護度竟然降到一！連調查員都說：「我沒看過居家照護的人，身體狀況變得比以前更健康！」聽他這麼說，我真的很開心。接受神經外科檢查，醫生說以媽媽七十三歲高齡來說，**她的大腦皺摺非常漂亮，血液循環也很通暢**，讓我放下心來。即使到現在，我仍然對媽媽的大幅改善感到不可思議。

case 5

行動力和生活自理能力改善，再也不需要輪椅

見證人：伊藤日和　63歲

現年八十八歲的媽媽在約三十年前罹患髓膜炎，從此之後便出現失智症的症狀。約在十年前，當時七十八歲時媽媽在醫院跌倒，左大腿開放性骨折，雖然手術成功，卻從此無法行走，只能坐輪椅代步。

去年四月左右，公司同事說他讓罹患失智症的姑姑服用某些營養成分，改善效果相當好，於是我也給媽媽吃同樣的營養補助品，沒想到成效非常好。

▼心態變積極，重建原本的生活模式

開始服用營養品一個月左右，之前得靠輪椅代步的媽媽，在日間照顧機構開始以手動式四點助行器進行復健，可以往前行走十公尺左右，這個結果令我喜出望外。不

僅如此，之後我還看到媽媽在家裡扶著牆壁、自己行走，從她的房間走到廁所，順利走完三公尺。

原本媽媽無法操作洗衣機，跟著我一起操作之後，她現在可以自己使用了；雖然都是日常瑣事，但媽媽**一步步重建了自己的生活模式**；至於飲食方面，之前媽媽必須花兩個小時吃流質食物，現在她完全不會噎到或咳嗽，只要三十分鐘就能吃完一餐。

更棒的是，她開始能吃炸蝦或可樂餅等油炸食物，排便也變順暢，每隔五到七天就會排泄一次。去年九月媽媽到醫院接受照護認定複審，結果發現需照護度從三降到二，我真的很開心。

遺憾的是，去年十月媽媽為了拉開窗簾從床上起身時，不小心膝蓋骨折跌倒，雖然醫生診斷骨頭沒有大礙，但嚴重影響站著走路的能力，目前靠著在日間照顧機構進行復健，以及到家按摩服務，期待一步步重拾健康。

case 6

認知功能和活動力恢復，精神狀況一如以往

見證人：佐久間泰 80歲

我的大嫂今年九十歲，罹患輕度失智症，和兒女同住。由於兒女要工作，白天不是去日間照顧機構，就是一個人獨自在家。

大嫂從以前就是一個精明能幹的人，對於身邊事物打理得井然有序。我住的地方離她家很遠，很少有機會去看她，所以偶爾打電話給她聊得痛快。

不知從何時開始，每次跟她講電話就覺得她愈來愈不對勁。**她好像不太記得我，對話也經常雞同鴨講**，我感到很奇怪，以前她光聽聲音就能認出我，現在卻完全認不出來……我很擔心她的狀況，於是跑去看她，發現她的精神狀況很不佳，不禁心想：該不會罹患失智症吧？

之前聽朋友說過磷脂絲胺酸有助於改善失智症，我趕緊買了添加磷脂絲胺酸的營

養品給大嫂吃，建議她：「妳先吃吃看再說。」

大約過了半年吧？我打電話給她，她一接起電話聽到聲音就說：「妳是阿泰吧？」不久我去探望她，發現她精神很好，活動自如，終於可以放下心中大石了。

從此之後，我也開始補充有效預防失智症的營養成分。雖然變化並不劇烈，但吃一段時間之後，**原本眼睛疲勞、視線朦朧的問題大幅改善**。之前還會頭痛，現在則完全沒感覺。

後來我停止服用營養補助品長達三個月，在這段期間裡，原本改善的症狀又回來了，這是我第一次清楚感受到營養成分的功效，於是趕緊再次服用，感覺頭腦清晰，頭痛和眼睛疲勞朦朧等問題一掃而空。由於我自己親身感受到效果，只要有機會就會推薦身邊的人一起吃。

case 7

遺忘錢包、忘記拔鑰匙……健忘狀況消失了

見證人：上村百子 89歲

我的腰不好，幾乎每天都要到骨科報到。從幾年前開始，我經常將錢包忘在醫院櫃檯。看完醫生、領完藥，正準備回家時，護士就在等候室大叫：「上村奶奶，您的錢包忘了拿～！」真令我難為情。這種情形發生了五、六次。

後來不只是錢包，就連掛號證也不知收到哪裡去了……明明就在眼前，卻一直翻找包包。朋友看我怎麼找都找不到，結果發現放在前面，於是嘲笑我說：「不就在這裡嗎？」真的好糗！

在家也經常忘東忘西，例如將鑰匙插在玄關門上就出門去了，走到廚房卻忘記自己要拿什麼……這種事發生太多次，經常被家人罵，心情真的很糟，有時會想乾脆一死了之好了。

就在此時，朋友告訴我有些營養成分可以改善失智症。雖然半信半疑，但覺得不能再這樣下去，抱持著姑且一試的心態吃吃看。如果是藥品會讓人擔心副作用，既然是營養品，應該不會造成身體傷害，吃起來也比較安心。

可以從食物補充的營養成分就靠飲食攝取，飲食無法攝取的部分靠營養補助品補充。就這樣持續吃了一、兩年，之前動不動就忘記錢包，還要四處找掛號證的情形，現在已完全消失，我再也沒掉過任何物品，去醫院再也不是一件苦差事；我也不會將鑰匙插在門上就出門，家人也不再為了這些事情指責我。

我很喜歡縫縫補補，做一些小東西，之前身體不好的時候完全沒辦法做，覺得自己很沒用便放棄了，但最近只要有空，我又開始做一些女工了。早上五點起床到庭院摘花時，也不用花時間尋找花剪。**最近身邊朋友都說我看起來開朗多了**，今後我會活用營養補助品，讓自己開心又健康。

case 8

不再苦於健忘，同時恢復活動力

見證人：遠藤幸子 83歲

我長年擔任教師，是一位梅尼爾氏症患者。有一次發病從梯子上摔下來撞到腰，導致凹陷骨折，從此之後，我只能拄著枴杖走路。後來髖關節開始疼痛，骨科醫生建議我動手術，但我無法忍受體內有異物，最後還是拒絕了。

不過，我畢竟不是年輕人，身體陸續出現各種症狀，不是膝蓋積水，就是罹患膀胱炎。**身體狀況愈來愈糟，心理壓力自然愈大。**有一天我突然發不出聲音也聽不見聲音，有一段時間只能靠書寫溝通。健忘症也益發嚴重，食物只要放進冰箱就忘記，經常重複購買家裡原本有的東西回來。

由於我一個人住，習慣將錢分成好幾份藏起來，但總是會忘記收在哪裡，怎麼也想不起來。有時甚至會花一整天找。每次遇到這種情形就會覺得真的不能再硬撐了，女兒也很擔心我的狀況。

就在此時，聽說有些營養成分能改善失智症，我也想來吃吃看。於是開始服用DHA、維他命B群等營養補助品，**兩、三個月之後，我慢慢感受到效果了。**

過去一直迷迷糊糊的腦袋變得思慮清晰，再也不會因為健忘而困擾，也不會忘了將東西帶走。沒想到之前一天到晚在家裡找東西的我，也能有這麼大的改變。身邊親友都說我看起來開朗許多，**不只是健忘好了，雙腳也不痛了，無須拄拐杖也能順利走路**，大家都覺得很不可思議。

可能是因為壓力消失了，我又開始能說話，過著以前的生活。當初服用這些營養成分是為了改善失智症，但我認為它們還有更多功效。之前很擔心我的女兒，看到我最近活動自如的模樣，忍不住抱怨我太過動，一點也不可愛（笑）。

case 9 腦袋靈活且充滿幹勁，個性也變得積極

見證人：鈴木佳子 76歲

我長年經營美容院，可能是長期站著工作的關係，年輕時我就有很嚴重的肩膀痠痛和手腳冰冷等問題，困擾了我四十年。從幾年前開始，我的睡眠變淺，早上爬不起來，每天早上都要窩在被窩裡，不知不覺間竟惡化成一整天睡睡醒醒的狀態。

▼淺眠的生活影響工作，進一步影響全身健康

這樣的生活形態自然也影響到工作，**過去可以輕鬆完成的工作，現在怎麼也做不好。**過去我從沒生過大病，可能是身體虛弱的關係，總覺得哪裡不舒服，感覺很不對勁。久而久之，我開始覺得工作力不從心，最後只好將美容院關掉。

健忘症狀變得愈來愈嚴重，難得跟朋友有約，到了當天卻忘得一乾二淨，沒辦法

見到朋友。這樣的情形不斷發生。我滿腦子都在想，再這樣下去我一定會罹患失智症，終日惶惶不安。

大約兩年多前，我聽安田醫生說，攝取某些營養成分，例如蝦青素和ＤＨＡ等，有助於改善失智症。過去我的身體狀況一直很差，也曾經吃過營養品，但成效不彰，還是無法恢復工作，也經常忘東忘西，不過之前吃的營養品並非安田醫生建議我的，對我的狀況沒有幫助。

嘗試吃安田醫生建議的蝦青素和ＤＨＡ之後，**腦袋比以前更靈活了，而且再也沒忘過東西，內心充滿幹勁，能積極面對任何事情，做起事情來也俐落許多**。長年困擾我的肩膀痠痛和手腳冰冷已完全消失，擺脫過去一直在家過著睡睡醒醒的生活，現在身體好了，頭腦變得清楚，也不再害怕走出大門了。

case 10

不怕未來罹患失智症，反應、思緒變靈敏

見證人：森妙子 60歲

我的媽媽罹患失智症，在家裡由家人照顧生活起居。隨著症狀愈來愈嚴重，家人已無法負荷照護重擔，只好將媽媽送進照護機構。大家常說換環境會使失智症加劇，我媽媽也不例外，每次換安養機構，她的失智症就會變嚴重。最後惡化到需照護度五，直到九十一歲過世。

我長期照顧媽媽，很清楚自己也是失智症高危險群的一員，一定要防範未然，因此開始攝取有助於改善失智症的營養成分。雖然我很注重健康，**但也會因為年齡增長變得健忘**，漸漸無法做家事，自從服用營養品之後，症狀慢慢有起色，**發現自己開車時反應變靈敏了**。很遺憾來不及讓媽媽嘗試，改善她的症狀。

case 11

記憶力以及回想能力都改善了

見證人：市島敏子 70歲

我這幾年愈來愈記不住人名，說話時也經常記不住別人的名字，一直跳針地說：「嗯，就是那個誰，那個他啊……」車子停在停車場之後，就忘了停在哪一格……這類例子太多，說都說不完。剛開始我會努力回想，但久了就懶得想，到最後便覺得回想是一件很痛苦的事情。這個情形也讓我擔心「我該不會得失智症了吧？」我不希望這件事成真，於是積極服用有助於改善失智症的營養成分。

開始服用兩、三個月後，我發現自己恢復了回想能力，健忘症狀也慢慢獲得改善，雖然記憶力不比年輕時，但的確比服用前好多了！

解決失智症的疑難雜症，消除心中不安的Q&A

Q1 阿茲海默型失智症會遺傳？

聽說某些基因容易罹患阿茲海默型失智症，請問是什麼樣的基因？有這種基因的人一定會發病嗎？

A1 現階段還無法釐清，維持規律運動較實在

一般最為人熟知的危險因子就是「**載脂蛋白E4（ApoE4）**」。基本上，若從父母其中一方遺傳這項基因，罹患阿茲海默型失智症的風險為三倍；若從父母雙方遺傳這項基因，發病風險則增加至十倍。

不過，根據二〇一二年美國史丹福大學、加州大學舊金山分校以及洛杉磯

分校等研究團隊發表的報告，只有女性會受到載脂蛋白E4影響，看不出載脂蛋白E4對於男性罹患阿茲海默型失智症的相關性。由此可見，現階段仍有許多無法釐清的問題。

並非帶有載脂蛋白E4的基因就會罹患阿茲海默型失智症，有些人終生未發病。帶有這項基因的人只要維持適度運動就能發揮預防效果，平時請務必維持規律生活，養成定期運動的好習慣。

Q2 家人罹患失智症，該如何面對？

醫生說媽媽罹患了失智症，我不知道該如何面對媽媽？該怎麼對身邊的人解釋？請告訴我該做好哪些心理準備？

A2 坦然面對患病事實，才能得到實質幫助

當媽媽說出或做出莫名其妙的話或行為時，千萬不可以斥責媽媽。給病人壓力反而會引發更多問題行為。我知道很難做到，但請盡可能表達出**感同身受的同理心**。

此外，有些人會對外人隱瞞自己家人罹患失智症的事實，但我認為**應坦然地與身邊親友以及當地鄰居說明**，避免旁生枝節。

如此一來，當罹患失智症的家人找不到路回家或在外徘徊時，了解實情的親友與鄰居就能成為你的助力。愈多人幫你注意，愈能減輕你的負擔。

不要自己默默煩惱，盡量申請公家機關提供的服務，接受當地政府提供的援助，才是解決之道。當你心中有煩惱卻不明說，絕對不可能獲得必要資訊。

Q3 如何有效預防失智症？

我不想罹患失智症，請問失智症真的可以預防嗎？如果可以預防，請問該注意哪些重點？

A3 中年後特別注意大腦保健，改善生活習慣

失智症不會突然發作，通常都是**中年以後慢慢出現各種症狀**。有鑑於此，現代醫學大多認為只要邁入中年後特別注重大腦保健，**在日常生活中維持大腦健康，就能有效預防**。

二〇一一年，加州大學舊金山分校研究團隊發表了增加阿茲海默型失智症罹患風險的七大危險因子，依序為**低學歷**、**吸菸**、**運動不足**、**憂鬱症**、**中年高血壓**、**中年發福與糖尿病**。

只要改善生活習慣，排除七大危險因子，就能降低罹患阿茲海默型失智症的風險。此外，閱讀、創作、與人交流、適度的有氧運動等習慣，都有助於活化神經細胞功能。**積極活動大腦與身體，是預防失智症最好的方法**。

Q4 喝酒，會導致失智嗎？

我喜歡喝酒，請問喝酒會導致失智症嗎？每天喝多少酒不會影響身體健康？

A4 適量的紅酒，可活化大腦細胞

醫界認為適量飲酒對大腦有正面幫助，適量的定義是，以男性為例，紅酒為三百毫升左右、啤酒為七百毫升左右、日本酒為兩百五十毫升左右；女性為男性的一半。如果真的要喝，**紅酒是最好的選擇**。

紅酒中的多酚能阻礙β類澱粉質蛋白堆積，修復大腦損傷。亦可擴張血管，促進血液循環。值得注意的是，絕對不能過量飲酒。目前已有研究證實，**過量飲酒會導致大腦萎縮**，可能罹患酒精性失智症。

平時不喝，難得喝卻過量飲酒，偶爾還會喝到失憶的人，罹患阿茲海默型失智症的風險也會變高，一定要特別小心。無論哪一種酒，慢慢品飲才能喝出最香醇的美味。

Q5 預防失智的營養素，攝取多少為佳？

目前公布的營養素攝取量包括「平均需要量」、「建議攝取量」與「足夠攝取量」，這些數值有什麼不同？該以哪個數值為準？

A5 依照「建議攝取量」和「足夠攝取量」，就能維持健康

「平均需要量」是根據科學基礎，以滿足一半人口的必要量為標準推估的攝取量。換句話說，會有一半人口處於缺乏狀態。

「建議攝取量」是根據科學基礎，計算出滿足絕大多數人的必要量。因此，**只要按照此標準攝取即可維持健康。**

無法利用科學方式計算出建議量時，就以「足夠攝取量」來標示，**此數值能讓絕大多數人攝取到足夠的營養素。**

此外，脂肪酸與食物纖維等營養成分會以「目標攝取量」來標示。這是為了預防生活習慣病在一段時間內攝取的分量。還有另一個「上限攝取量」。這是每日最大攝取量，長期吃也不會危害身體健康。但如果超出這個數值，就可能引發營養過多症。

想維持健康，**請務必以「建議攝取量」或「足夠攝取量」為標準攝取營養**

素，**同時避免超過「上限攝取量」**。不僅要控制食物攝取量，營養補助品也有各自的每日建議攝取量。並非吃愈多愈有效，遵守每日建議攝取量才能發揮最佳效果。

Q6 吃魚以外的肉類，會提高罹患失智症的風險嗎？

聽說多吃魚對大腦有益，請問肉也有同樣效果嗎？吃太多肉會引起哪些問題？

A6 攝取魚肉和蔬果的人，患病機率低四成！

肉類和乳製品富含的飽和脂肪酸，以及植物奶油富含的反式脂肪會引起大腦發炎，提高罹患阿茲海默型失智症的風險。

哥倫比亞大學醫學中心研究小組曾經以兩千一百四十八名六十五歲以上的

男女為對象，進行追蹤調查，並於二〇一〇年發表研究結果。結果發現**橄欖油、堅果、魚、番茄、水果、黃綠色蔬菜、雞肉等食物有助於降低罹患阿茲海默型失智症的風險**，建議減少高脂肪乳製品、瘦肉、內臟肉、奶油的攝取量。

積極攝取某些對大腦有益的特定營養素的人，與不攝取的人相較，罹患阿茲海默型失智症的風險**降低四成**。為了維持健康，最好避免吃肉，**如果真的要吃肉，請務必選擇雞肉。**

HealthTree 健康樹系列047

跟著醫學博士這樣吃，記憶力變好了！

全球頂尖團隊研究，30歲開始改變飲食，就能降低失智風險

認知症治った！助かった！この方法

作　　者	安田和人
譯　　者	游韻馨
主　　編	賴秉薇
封面設計	張天薪
內文排版	菩薩蠻數位文化有限公司

出版發行	采實出版集團
行銷企劃	黃文慧、王珉嵐
業務發行	張純鐘、賴思蘋、張世明、楊筱薔
法律顧問	第一國際法律事務所 余淑杏律師
電子信箱	acme@acmebook.com.tw
采實官網	http://www.acmestore.com.tw/
采實文化粉絲團	http://www.facebook.com/acmebook

I S B N	978-986-5683-46-7
定　　價	280元
初版一刷	2015年5月7日
劃撥帳號	50148859
劃撥戶名	采實文化事業有限公司
	100台北市中正區南昌路二段81號8樓
	電話：（02）2397-7908
	傳真：（02）2397-7997

國家圖書館出版品預行編目資料

跟著醫學博士這樣吃，記憶力變好了！：全球頂尖團隊研究，30歲開始改變飲食，就能降低失智風險／安田和人；游韻馨譯. - - 初版. - - 臺北市：采實文化,
民104.5 面；　公分. --（健康樹系列；47）
譯自：認知症治った！助かった！この方法
ISBN　978-986-5683-46-7（平裝）

1.失智症 2.健康照護

415.934　　104004863

采實出版集團
ACME PUBLISHING GROUP

廣告回信
台北郵局登記證
台北廣字第03720號
免貼郵票

采實文化 ACME PUBLISHING 采實文化事業有限公司

100台北市中正區南昌路二段81號8樓

采實文化讀者服務部　收

讀者服務專線：(02) 2397-7908

安田和人 著 **游韻馨** 譯

認知症治った!助かった!この方法

跟著醫學博士這樣吃

記憶力變好了!

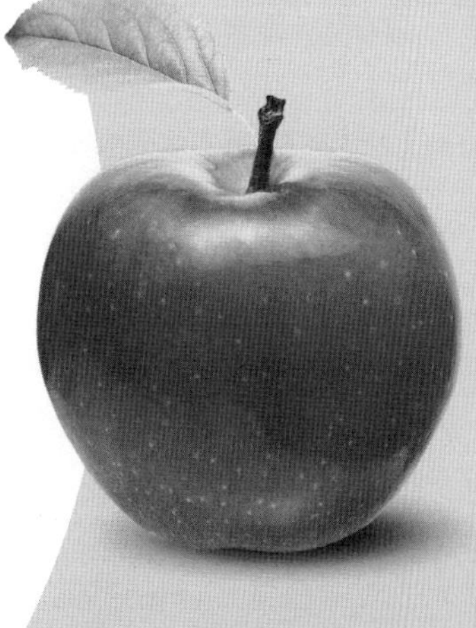

全球頂尖團隊研究，30歲開始改變飲食，就能降低失智風險

Health Tree 健康樹 **系列**專用回函

系列：健康樹系列047
書名：跟著醫學博士這樣吃，記憶力變好了！

讀者資料（本資料只供出版社內部建檔及寄送必要書訊使用）：

1. 姓名：
2. 性別：□男　□女
3. 出生年月日：民國　　年　　月　　日（年齡：　　歲）
4. 教育程度：□大學以上　□大學　□專科　□高中（職）　□國中　□國小以下（含國小）
5. 聯絡地址：
6. 聯絡電話：
7. 電子郵件信箱：
8. 是否願意收到出版物相關資料：□願意　□不願意

購書資訊：

1. 您在哪裡購買本書？□金石堂（含金石堂網路書店）　□誠品　□何嘉仁　□博客來　□墊腳石　□其他：＿＿＿＿＿＿＿＿（請寫書店名稱）
2. 購買本書的日期是？＿＿年＿＿月＿＿日
3. 您從哪裡得到這本書的相關訊息？□報紙廣告　□雜誌　□電視　□廣播　□親朋好友告知　□逛書店看到　□別人送的　□網路上看到
4. 什麼原因讓你購買本書？□對主題感興趣　□被書名吸引才買的　□封面吸引人　□內容好，想買回去試看看　□其他：＿＿＿＿＿＿＿＿（請寫原因）
5. 看過書以後，您覺得本書的內容：□很好　□普通　□差強人意　□應再加強　□不夠充實
6. 對這本書的整體包裝設計，您覺得：□都很好　□封面吸引人，但內頁編排有待加強　□封面不夠吸引人，內頁編排很棒　□封面和內頁編排都有待加強　□封面和內頁編排都很差

寫下您對本書及出版社的建議：

1. 您最喜歡本書的哪一個特點？□實用簡單　□包裝設計　□內容充實
2. 您最喜歡本書中的哪一個章節？原因是？

＿＿＿＿＿＿＿＿＿＿＿＿＿＿＿＿

＿＿＿＿＿＿＿＿＿＿＿＿＿＿＿＿

3. 您最想知道哪些關於健康、生活方面的資訊？

＿＿＿＿＿＿＿＿＿＿＿＿＿＿＿＿

＿＿＿＿＿＿＿＿＿＿＿＿＿＿＿＿

4. 未來您希望我們出版哪一類型的書籍？

＿＿＿＿＿＿＿＿＿＿＿＿＿＿＿＿

＿＿＿＿＿＿＿＿＿＿＿＿＿＿＿＿